现代眼科常见疾病诊疗

吕天伟　等主编

江西科学技术出版社

图书在版编目（CIP）数据

现代眼科常见疾病诊疗/ 吕天伟等主编. -- 南昌：
江西科学技术出版社, 2019.5（2023.7重印）
　　ISBN 978-7-5390-6795-7
　　Ⅰ. ①现… Ⅱ. ①吕… Ⅲ. ①眼病－常见病－诊疗
Ⅳ. ①R77
　　中国版本图书馆CIP数据核字（2019）第079064号

国际互联网（Internet）地址：
http://www.jxkjcbs.com
选题序号：**ZK2019015**
图书代码：**B19046-102**

现代眼科常见疾病诊疗　　　　　　　　　　　　　　　　　吕天伟　　等主编

出版 发行	江西科学技术出版社
社址	南昌市蓼洲街2号附1号
	邮编：330009　电话：（0791）86623491　86639342（传真）
印刷	永清县晔盛亚胶印有限公司
经销	各地新华书店
开本	787 mm × 1092 mm　1/16
字数	220千字
印张	10
版次	2019年5月第1版　2023年7月第2次印刷
书号	ISBN 978-7-5390-6795-7
定价	58.00元

赣版权登字-03-2019-259

前　　言

　　眼睛是心灵的窗户，居五官之首，是人类认识客观世界的重要器官，眼科疾病是众多疾病的缩影。随着眼科临床和科研领域日新月异的发展，越来越多悬而未决的问题得到了解决。但是眼球是一个极其精密而复杂的视觉器官，涉及各个方面的疾病，甚至有些疾病相互交织，相互间有着千丝万缕的联系，导致临床上某些疾病的治疗很棘手。因此。作为一名眼科医生，必须充分了解眼科疾病的发病机制，有的放矢地去掌控疾病，从而达到预期的治疗效果，为此，我们编写了《现代眼科常见疾病诊疗》一书。

　　本书共3章，主要介绍了泪器疾病、角膜病、青光眼。在本书编写过程中紧密结合临床，内容涵盖了常见眼科疾病的病因学、疾病的临床特点、辅助检查、诊断与治疗。全书文字简明、内容丰富、条理清晰、重点突出。本书可供眼科学、视光学临床医生、住院医师、培训医生、研究生与实习医生作为临床工作中的参考用书。

　　由于我们的知识水平有限，书中难免有谬误和疏漏之处。恳请各位专家、同仁及读者指正。

目　　录

第一章　泪器疾病

眼部腺体可分为基础分泌腺（包括 Krause 腺、Wolfring 腺等浆液腺，结膜杯状细胞、Henle 腺和 Mans 腺等黏液腺和睑板腺、Zeis 腺和 Moll 腺等脂质腺）和反射性分泌腺（即为通常所说的泪腺），主要功能是分泌泪液以适应眼的生理和病理需要。泪腺疾病除了包括泪腺分泌异常与干眼，还包括泪腺炎症、泪腺肿瘤、泪腺与全身疾病、泪腺脱垂、泪腺萎缩和其他泪腺病变。

第一节　泪腺分泌异常与干眼

正常的眼表面覆盖一层泪膜。泪膜是由睑板腺分泌的脂质，由泪腺及副泪腺分泌的水样液和眼表上皮细胞分泌的黏蛋白所构成。泪液通过瞬目使其扩散至整个眼表面，而瞬目动作依赖于完整的瞬目反射，包括正常的角膜知觉、眼睑解剖结构及第Ⅴ、Ⅶ对脑神经的支配，所以正常的瞬目和神经反射才能使泪液在眼表分布正常。此外，泪液中的脂质层在调节正常蒸发过程中起重要作用。若泪液生成不足，瞬目和角膜知觉的损害及泪液脂质层的异常和泪液排出的延缓均可引起干眼。

目前，有关干眼的分类尚无统一标准。1995 年美国国立眼科研究所制定的干眼分类方法有：

（1）泪液不足型，指泪液生成不足。

（2）泪液蒸发过强型，指睑板腺功能障碍或瞬目不全引起泪液蒸发增加等情况。另一种分类法是把干眼分为水液性泪液不足（Sjogren 综合征，SS）和脂质性泪液不足（非 SS 的水液性泪液不足）。

一、泪液的检测方法

泪液的检测方法，主要包括泪液量的检查、泪膜稳定性评价和泪液成分分析。

（一）Schirmer 试验

可分为 Schirmer Ⅰ和Ⅱ试验。尽管此试验的重复性差，但由于经济实用，在临床上仍广泛应用于评估泪液分泌功能。

Schirmer Ⅰ试验（S Ⅰ t）主要检查泪液分泌的量。检查方法：用 5mm × 35mm 滤纸（Whatman41 号滤纸），一端反折 5mm 轻置于被检者下睑结膜囊中外 1/3 交界处，另一端沿睑缘垂下，嘱患者双眼睁开，有些医生嘱被检查者轻闭眼睑，但研究表明，闭眼或睁眼对检查结果无明显影响，5分钟后取下滤纸，测量滤纸被泪液湿润的长度。检查应在暗环境，以避免光线的刺激，正常滤纸的湿润长度>15mm，如<15mm应视为异常，但不同时间检查、检查环境情况、检查者操作的差异、滤纸特点（如滤纸孔大小、张力强度）的差异、泪液的黏稠度等均可以影响检查结果。

Schirmer Ⅰ试验是目前最为常用的泪液量的检查方法，由于未能完全排除检查者的操作对眼的刺激，因而事实上Schirmer Ⅰ试验所测的泪液分泌包含基础分泌，也有反射性分泌的泪液。若需要了解泪液的基础分泌量（Schirmer Ⅰ泪液基础分泌试验），检查前在结膜囊内局部应用表面麻醉药，再进行Schirmer Ⅰ试验，所得结果即为泪液的基础分泌量，正常≥10mm，为保证结果的可靠性，应在暗室检查，以避免光线和环境因素对眼的刺激。

Schirmer Ⅱ试验（Silt）反映泪腺的反射性泪液分泌情况。检查方法：先行ＳⅠt试验，再用棉棒（长8.0cm，顶端宽3.5mm）沿鼻腔颞侧壁平行向上轻轻插入鼻腔刺激中鼻甲前端鼻黏膜，然后如前述放置滤纸（方法同ＳⅠt试验），5分钟后取出滤纸记录泪液浸湿长度，>10mm/5min为正常，如<10mm则为反射性泪液分泌异常。ＳⅡt检查可区分角结膜干燥症是Sjogren综合征（SS）引起（Silt检查泪液分泌不增加）还是非Sj6gren综合征引起（ＳⅡt检查泪液分泌增加）。SS患者由于泪腺有大量淋巴细胞浸润而导致水液性分泌减少，而非SS患者的泪腺结构基本正常，其病变可能位于泪管，或由于角膜或结膜的敏感性降低而引起。

（二）棉线测量法

Schirmer试验可重复性差，不能完全凭它确诊或排除干眼，近年来开展了酚红棉丝试验，标准70mm酚红棉丝置于下睑穹隆部，被检者前视15秒，变红色部分<9mm/15s为阳性。也可将棉丝放置120秒后取出测湿长，美国人正常值为（23.9±9.5）mm/120s，日本人为（18.8±8.6）mm/120s。此检查比Schirmer试验刺激小，故结果更为可靠，试验简便、快速、重复性强，故在临床上有一定应用价值，但是由于测量时间过短，似乎仅能测出下穹隆部的储蓄泪液，所以其测量结果一直被人质疑。

（三）泪河测量

泪河是泪液的储存库，在每次眨眼后得以形成泪膜，据报道泪河包含了75%~90%的总泪液量。泪河高度的测量方法有许多，最简单常用的是使用裂隙灯观察，粗略估计下睑缘泪河高度，但这种方法很难估计上睑缘泪河，之后荧光素的联合应用提高了可视性。此外，还可通过数码摄像，经软件处理得到相对精确的数据。Kawai等应用眼前节照相联合荧光素染色，NIH图像处理软件分析发现，健康组双眼上下睑缘泪河高度均值分别为（0.22±0.06）mm、（0.24±0.08）mm，下睑缘泪河稍高于上睑缘泪河；而干眼症患者为（0.17±0.04）mm、（0.17±0.07）mm，明显低于健康组，且Schirmer值与泪河高度呈正相关。但荧光素对眼表有一定的刺激，可能会造成泪液量的改变。因而，也出现了一系列简易、非侵入性的泪河检测方法，如泪河视频检测仪、光学测厚仪、反射式泪河视频检测仪、光学相关断层成像检测法、泪河检测试纸测量法等。

（四）荧光素清除试验（FCT）

基本原理是通过检测不同时间段内泪液荧光素浓度的改变，从而计算泪液分泌量，还可利用测量结果计算泪液清除率检测时在被检测眼结膜囊内滴入5nl的2%荧光素钠，15min后取泪湖中的泪液用荧光光度计分析。Eter等利用Fluorotron Master检测干眼症患者和健康对照组的泪液发现，干眼症患者的平均泪液分泌量和容量分别是2.48μl/min、7.0μl，而健康对照组则为3.40μl/min和7.2μl，可以看出干眼症患者泪液分泌量明显低于健康组。简单方法可通过S11试验检测泪液清除率（TCR），在被检者结膜囊内滴一滴丙美卡因，再滴5μl 0.25%荧光素，每10分钟测试一次SⅠt试验，每次滤纸放置1分钟，共3次，泪液清除功能正常者在第一条滤纸以后染色即开始消退。

（五）泪液蒸发试验

主要反映泪膜脂质层的功能。泪膜的质和量的变化可改变泪膜脂质层的形成、厚度及分散状况从而使泪液蒸发率升高。Goto等利用泪液蒸发仪检测睑板腺功能障碍的干眼症患者泪液蒸发率为（5.8±2.7）g/（cm²·s），明显高于对照组（4.1±1.4）g/（cm²·s）。在干眼时，高的泪液蒸发率可引起眼表渗透压升高。

（六）泪膜破裂时间（BUT）

主要反映泪膜的稳定性。检查方法：在被检者结膜囊内滴1滴（1~2μl）1%荧光素钠，嘱患者眨眼，然后用钴蓝光观察，最后一次瞬目后睁眼至角膜出现第一个黑斑的时间即为BUT。非侵犯性BUT是使用泪膜镜直接观察泪膜的破裂时间。正常为10~45秒，少于10秒为泪膜不稳定。操作简单，适合干眼初筛，检查结果受年龄、种族、睑裂大小、温度、湿度影响。若BUT正常，则排除与泪腺相关的疾病；若BUT缩短，则显示泪膜不稳定，可考虑为干眼。

（七）角膜表面规则性检查

角膜地形图、波前相差等检查了解泪膜分布的规则性，当泪膜不规则或波动时不规则散光增加。Liu和Pflugfelder发现干眼患者其TMS-1角膜地形图系统中反映角膜表面规则性的两个参数，即表面规则性指数（SRI）和表而不对称性指数（SAI）明显较正常人增高，可作为诊断泪膜异常性疾病的一种客观方法，且其增高程度与干眼的严重程度呈正相关。

（八）泪膜脂质分析

干眼仪或泪膜干涉成像仪可直接观察泪膜脂质层的形态。Yokoi等将泪膜图像分为5

级，发现其分级与干眼的严重程度呈正相关，1级：泪膜图像呈灰色，分布均匀；2级：泪膜图像呈灰色，但分布不均匀；3级：泪膜图像有少量的其他色彩，且分布不均匀；4级：泪膜图像有较多的其他色彩，且分布不均匀；5级：部分角膜上皮暴露，不产生干涉条纹。泪液缺乏型干眼症患者泪膜较正常人的脂质层扩散速度慢，向上扩散时呈垂直条状形态，而正常人向上呈水平形态。睑板腺功能障碍患者除脂质层扩散的速度慢以外，其厚度存在自角膜下缘至上缘逐渐变薄的分布规律。同时，还可将采集到的干涉图像转化为泪膜脂质厚度数值，将干涉图像量化。

（九）泪液渗透压检查

干眼和接触镜配戴者泪液渗透压较正常人增加25mOsm/L，如大于312mOsm/L，可诊断为干眼。特异性较高，有较高的干眼早期诊断价值。目前此方法用于实验室诊断，但尚未有简单、实用的方法用于临床。

（十）泪液蕨样变（羊齿状物）试验（TFT）

了解泪液电解质和糖蛋白含量的比例。无表面麻醉的情况下取泪湖泪液，滴于玻片上，室温干燥5~10分钟后，相差显微镜40~100倍下观察。当泪液蒸发增强时，由于泪液渗透压升高，电解质与糖蛋白的平衡被打破，不能形成良好的蕨样变现象。根据结晶样的分枝蕨样表现大致可分为4级：1级为较大，统一紧密的连续树枝状分布；2级为较小，稀疏分散的树枝状分布；3级极少有树枝状分布，同时伴有大量空泡；4级则完全丧失蕨样表现，只有成簇的黏液。一般认为，1、2级为正常泪液结晶表现，而3、4级为泪液异常。

（十一）眼表活体染色

常用于角结膜的染色剂主要有3种：荧光素、虎红和丽丝胺绿。荧光素染色阳性反映了角膜上皮缺损（不连续），将角膜分为4个象限，规定无染色为0分，有染色则分轻、中、重3级，共0~12分。虎红及丽丝胺绿染色阳性反映了干燥及坏死的角膜上皮细胞，虎红还染色未被黏蛋白覆盖的上皮细胞，两者评分方法相同。记录方法：把眼表分为鼻侧睑裂部和颞侧睑裂部球结膜及角膜三个区域，每一区域染色程度分为0~3级，0级为无染色，3级为片状染色，共0~9分。

（十二）泪液乳铁蛋白（LF）含量测定

反映泪液分泌功能，泪腺分泌量减少，乳铁蛋白含量也下降。陈问京等的研究结果显示，国人LF泪液含量的正常值为（1.46±0.32）g/L，40岁后开始下降，70岁后明显下降。在干眼患者中泪液LF值下降，且随病程进展而持续下降。69岁以前如≤1.04g/L，70岁以后如≤0.85g/L则可诊断角结膜干燥症。

（十三）泪液溶菌酶含量测定

正常人均值为1700ng/ml，如含量＜1200μg/ml，或溶菌区＜21.5mm²，则提示干眼。

（十四）其他检查

1.结膜印迹细胞学检查

了解眼表上皮细胞的病理及病理生理变化。此方法客观、准确、半定量、无创，与结膜活检结果相同。取材时嘱被检者双眼向相反方向注视，将醋酸纤维素膜轻轻压向角膜或结膜，取下醋酸纤维素膜，结膜囊内滴抗生素眼液，醋酸纤维素膜于12小时内染色或置于-80℃冰箱保存。干眼患者眼表上皮细胞HE染色异常表现：结膜杯状细胞密度降低、细胞核与胞质（N/C）比值增大及上皮细胞形态改变（鳞状化生）等，角膜上皮结膜化（发现杯状细胞）。此法结合其他实验室方法可对眼表上皮细胞的细胞因子表达进行研究，有助于干眼发病机制的研究。

2.血清学检查

了解自身抗体的存在，对SS的诊断尤为重要。SS患者血清抗核抗体、抗DNA抗体、抗ENA抗体（SS-A、SS-B、RNP、FR）、类风湿因子等阳性。

二、干眼诊断步骤和标准

干眼的临床表现主要有眼干涩感、异物感、发痒或烧灼感、畏光、眼红、视力疲劳等。有上述症状者，可按下列步骤做出诊断：首先作BUT检查，若BUT正常可排除干眼；BUT缩短，则泪膜不稳定，可考虑干眼可能。第二步，对泪膜不稳定患者可作泪河线高度、Schirmer试验、荧光素清除试验、泪液功能指数及荧光素分光光度计检测，若上述检查结果显示泪液减少，则为水液性泪液不足。第三步检查：Schirmer II试验，虎红染色（＞3分为阳性）。睑裂暴露区荧光素染色（中至重度染色为阳性），血清自身抗体检查。若上述检查阳性则为Sjogren综合征（SS）；若是阴性，则为非水液性泪液不足SS。如水液性泪液生成及泪液分布检查正常，则行睑板腺功能检查；若压迫睑板腺后无脂质分泌物排出或较多异常分泌物排出，则为睑板腺功能障碍，可初步诊断其为脂质性泪液不足或蒸发过强型干眼。

干眼主要根据以下项目诊断：

（1）慢性症状，患者有视疲劳、异物感、干涩感、烧灼感、眼胀感、眼痛感、畏光、眼红等症状。

（2）泪膜不稳定，通过泪膜破裂时间或泪膜镜检查结果可证实。

（3）泪液分泌减少，泪河高度测定、Schirmer试验结果可证实。

（4）眼表损害，经眼表染色证实角膜结膜上皮损伤或缺失。

（5）泪液渗透压增加或乳铁蛋白减少可进一步帮助确诊。

干眼的诊断目前尚无统一标准，日本的诊断标准可供我国参考，同时具备以下3项阳性者可确立诊断：慢性症状（有1项以上阳性）：视疲劳、分泌物增多、异物感、眼皮沉重感、眼睛干涩、不适、疼痛、流泪、视物模糊、痒感、畏光及眼红；眼表染色：虎红染色评分≥3，或荧光素染色评分≥1；泪液功能试验：泪膜破裂时间<5秒；Schirmer I 试验≤5mm。

根据大量的临床观察，我们建议干眼的诊断标准为：

（1）主观症状（必须）：干燥感、异物感、疲劳感、不适感。

（2）泪膜不稳定（必须），泪膜破裂试验。

（3）泪液分泌减少，泪河高度、Schirmer 试验。

（4）眼表面损害（加强诊断），荧光素染色、虎红染色、丽丝胺绿染色。

（5）泪液渗透压增加或乳铁蛋白减少（加强诊断）。

在上述几项中，排除其他原因后有1+2（≤5min）或1+2（≤10min）+3或4可做出干眼的诊断。如有4及5则加强诊断。

三、泪液分泌过少

泪液分泌过少是由于各种原因引起的，常导致难治的干性角膜结膜炎，发生严重的干眼症，并严重影响患者眼视力。由于缺少泪液、缺乏溶菌酶而失去对眼球的保护作用。

先天性泪液分泌过少在前已有述及，后天性者可原发于泪腺本身疾病，神经麻痹或中毒也可引起泪液分泌过少。

（一）病因

泪液产生不足有以下多种病因。

1.Sjogren综合征

（1）原发性。

（2）继发性。

①风湿性关节炎。

②系统性红斑狼疮。

③硬皮病。

④多发性肌炎。

⑤其他。

2.非Sjogren泪液产生不足

1）泪腺疾病

（1）原发性：先天性无泪症；原发性泪腺疾病：急性泪腺炎（化脓性）、Mikulicz综合征、泪腺肿瘤晚期。

（2）继发性：肉样瘤病；HIV感染；Graft VS host disease；干眼症；泪腺部分切除术；阿托品中毒，肉毒杆菌中毒可致泪腺腮腺分泌同时减少。

2）泪腺管阻塞

①严重沙眼。

②天疱疮瘢痕、白喉性结膜炎。

③多形性红斑。

④烧伤。

3）反射性

①神经麻痹性角膜炎（三叉神经、面神经麻痹）。

②长期配戴接触镜。

（二）临床表现

上述各种疾病原因均可导致泪腺破坏或萎缩引起泪液生成明显减少或缺乏泪液，也有因为结膜各种病变发生结膜瘢痕引起泪腺排出小管堵塞，或因神经麻痹阻断泪反射的通路而发生干性角膜结膜炎表现。

（三）治疗

重要的是对症治疗，减轻症状。常局部应用人工泪液类药物、甲基纤维素、素高捷疗眼凝胶、卡波姆滴眼液、维生素A棕榈酸酯眼用凝胶等。也可试用副交感神经兴奋剂或配戴亲水性软接触镜等。重症者可用栓塞或电烙封闭上下泪小点。也可作睑缘缝合术以保护角膜。

四、泪液分泌过多

（一）病因

泪液分泌过多有多种原因。

1.原发性流泪

因泪腺本身疾病引起，比较少见。在泪腺炎、泪腺囊肿、泪腺肿瘤或Mikulicz综合征的早期均表现流泪，此对泪腺疾病的早期诊断有所帮助。

2.药物性流泪

应用作用强烈的副交感神经兴奋药物时可引起大量的流泪。如卡巴胆碱、醋甲胆碱、溴新斯的明和有机磷化合物等；作用较强的胆碱酯酶抑制剂，如四乙基焦磷酸盐也可使泪液分泌增加。此种流泪可用副交感类药物，如阿托品抑制。

3.中枢或精神性流泪

情绪激动、悲伤、狂笑、疼痛均可引起流泪。自主性流泪可见于演员，癔症患者流泪亦属此类，有时为阵发性。

4.神经性流泪

（1）三叉神经受刺激引起的反射性流泪：可见于三叉神经炎、三叉神经痛等；来自角膜或结膜的化学性或物理性刺激，如异物、刺激性气体、冷（迎风流泪）、热、强光、倒睫等；眼部疾病如结膜炎、角膜炎、虹膜炎、青光眼、交感性眼炎等；来自鼻腔、鼻窦、口腔黏膜或下颌关节的各种刺激（强烈刺激性气味、腐蚀性气体及机械因素等），或这些组织的病变等；视疲劳和调节疲劳等因素均可刺激流泪。

（2）视觉刺激引起流泪：如强光刺激常为双侧性。

（3）面神经受刺激引起流泪：如强行分开痉挛性眼睑，鼻咽部、上颌窦尤其蝶窦和后组筛窦的炎症，对蝶腭神经的刺激等，均可引起强烈的流泪，若用可卡因麻醉鼻后部则可消除。

面神经麻痹后的功能异常，也是流泪原因之一。若病变发生在膝状神经节近侧，即岩大神经尚未分出之前，可致泪腺分泌停止。而发生在膝状神经节远端的病变，可因面神经麻痹所引起的眼轮匝肌功能不全而致流泪。

（4）味觉反射性流泪：当见到食物时流泪，有所谓"鳄鱼泪"之称。先天性者，由于发育不良或产伤所致；后天性者由于外伤或感染所致的面神经瘫，恢复期中膝状神经节邻近有病变，瘫痪侧在进食时，尤其是进食咸味、酸味和热的食物时流泪。此外，还见于岩浅大神经切断以后或脑干广泛病变。一般公认的解释是面神经再生时，涎腺纤维经蝶腭神经节误入泪腺，当患者有味觉刺激发生流涎反射时，便同时流泪。

（5）交感神经刺激流泪：交感神经受刺激可引起大量流泪，流泪可与上呼吸道分泌物增多同时发生。

（6）其他反射性流泪：见于一些生理动作如呕吐、哭泣等。颈动脉窦反射活跃或迷走神经受压迫而致迷走神经紧张亦可引起流泪。

5.症状性流泪

可见于一些全身性疾病。甲状腺功能亢进患者常伴有流泪。眼球突出者，可因机械性刺激流泪；而角膜暴露或眨眼减少者，也可因受刺激而流泪。但流泪可出现在眼球突出之前或突出消失之后，有时还表现为阵发性流泪和泪液分泌过少交替出现。黏液性水肿病者也可有流泪。交感神经刺激或泪腺组织浸润性病变可能与这些症状有关。此外，流泪也可见于脊髓痨，发生在共济失调前期。流泪也是震颤麻痹（Parkinson病）的症状之一。

（二）临床表现

泪液分泌过多，常表现为阵发性流泪，患者自觉不适，泪液常浸渍下睑皮肤，引起睑缘炎和湿疹及泪性结膜炎和结膜增厚。

此种流泪与由于泪道阻塞所引起的溢泪不同，若滴用荧光素液入结膜囊，2分钟内即可显示有色液排入鼻腔，表明泪道通畅没有阻塞。

（三）治疗

尽可能祛除病因，尤其是眼部和眶周病变。若原因不明或有不能祛除的病因，可试用肾上腺素衍生物或麻黄碱液滴眼，如无效，可选用一些促使泪腺减少分泌的方法，如全部或部分泪腺切除术、电烙术、X射线照射或注射80%乙醇使其萎缩等，亦可切除部分泪腺排出管或电烙其开口使其封闭，造成泪腺继发性萎缩而减少流泪。通常，泪腺切除后，副泪腺和结膜腺的分泌足以润滑保护眼球。因此，手术前应仔细检查结膜是否健康。更稳妥一些的方法是分阶段封闭部分泪腺管开口。总之，手术和手术量的大小需要慎重考虑，避免造成泪液过度缺少而致干性角膜结膜炎。此外，还可用乙醇注射蝶腭神经或切断支配流泪的几条神经如岩浅大神经、蝶腭神经、舌咽神经鼓支和翼管神经。

第二节　泪腺炎症

据一些中心和病理研究所的研究报告，80%泪腺肿物是上皮性，20%是炎症性或淋巴细胞性。泪腺炎症在泪腺病变中占较大比重。

一、急性泪腺炎

急性泪腺炎并不常见，由于感染或特发性炎症使泪腺出现急性红肿、增大等。泪腺感染引起者少见，发病率为1/100万，多为单侧发病，多见于小儿，常并发于麻疹、流行性腮腺炎或流行性感冒。

（一）病因

1.原发性

感染可能由结膜囊经泪腺腺管入侵或可血源性。发病前可有上呼吸道感染，有时呈流行性，并伴有明显的全身症状。

2.继发性

有来自局部或全身者。

（1）局部来源：穿通伤、烧伤，常引起局部化脓或坏死；睑板腺或结膜的葡萄球菌感染，睑腺炎、眶蜂窝织炎等均可直接扩散至泪腺。

（2）病灶转移：远处化脓性病灶转移而来，如扁桃腺炎、中耳炎、龋齿、肾盂肾炎等。

（3）全身感染：如葡萄球菌所致的疖肿，链球菌所致的猩红热，肺炎链球菌和大肠埃希菌感染，多为化脓性，一侧泪腺受累。

流行性腮腺炎患者中，急性泪腺炎较多见。有报告37例流行性腮腺炎病患者中7例合并有泪腺炎，常双侧发病，症状较急，并不化脓，多在数日或数周内消退。

淋病性腮腺炎常由尿道炎或子宫颈炎转移而来，多为双侧性。多数作者穿刺检查未见细菌，认为可能为淋病菌毒素所致。一般急性期症状多在数天或数周内消退，很少化脓，有时可复发。

病毒感染也可引起泪腺炎，如麻疹、流行性感冒等。

此外，眼部带状疱疹、传染性单核细胞增多症、组织胞浆菌病等均可致泪腺炎。

（二）临床表现

原发性者多见于儿童和青年，常为单侧，多累及睑部泪腺。睑部泪腺和眶部泪腺可单独或同时发病。急性睑部泪腺炎：上睑外侧发红、肿胀、疼痛、流泪不适，睑缘呈横S形下垂，肿胀可扩展到颞、颊部，耳前淋巴结肿大有压痛，睑内可扪及实性包块，有压痛，与眶壁及睑缘无粘连。眼睑分开时可见颞上结膜充血水肿，泪腺组织充血隆起，有黏液样分泌物。可伴有发热、头痛、全身不适。若早期适当抗感染治疗，多在1~2周炎症消退。也有的成亚急性、持续1~2个月才消退。少数化脓从上穹隆结膜穿破，脓液排入结膜囊或暂时形成瘘管，2~3周愈合。

急性眶部泪腺炎，局部症状类似睑部泪腺炎，疼痛较剧烈而结膜水肿较轻。可在外上侧眶骨缘下扪及包块。眼球向内下方突出，向外、上运动受限并伴有复视。一般多在短期内用药后炎症消散。亚急性患者消退时间较长，少数化脓，脓液从上睑外侧皮肤流出，可形成瘘管。

急性泪腺炎一般预后良好，但化脓性者若引流不畅，感染可能扩散入颅内，引起海绵窦栓塞或基底脑膜炎。炎症后泪腺组织萎缩过多，可使泪腺分泌减少，甚至引起干性角结膜炎。

（三）诊断

根据症状和体征，可做出诊断。睑部泪腺炎要与睑板腺感染、睑脓肿或脓性结膜炎相鉴别，眶部泪腺炎应与眶脓肿、额骨骨髓炎等相鉴别。

（四）治疗

对特殊病因进行不同的治疗，合理使用抗生素等抗感染药物。局部采用热敷，结膜滴用抗生素眼药水等。若脓肿形成，需切开引流。睑部泪腺炎从上睑外侧皮肤切口，眶部者则从上穹隆外侧结膜切口。

二、慢性泪腺炎

慢性泪腺炎较急性泪腺炎多见，可由急性泪腺炎迁延而来，病情进展缓慢，多为双侧性，也有单侧性。其病因多种，除结膜的慢性炎症例如沙眼可引起继发性泪腺炎，更多的是由全身性疾病所致，需要对局部肿物切除活检及全身检查治疗确定诊断性质。

（一）病因和表现

1.沙眼性泪腺炎

方面沙眼使结膜组织瘢痕化，阻塞泪腺排出管而致泪腺组织萎缩，结缔组织中淋巴细胞和浆细胞浸润，上皮细胞空泡和脂肪样变，泪液分泌减少，引起眼干燥症。另一方面由真性沙眼性泪腺炎所致，感染从排出管或淋巴管上行，急性期在小管周围淋巴管浆细胞聚积成滤泡，后期纤维化引起上皮萎缩，由于尚未从病变泪腺中分离出沙眼衣原体，以上沙眼病变过程还有待进一步研究确定。

2.结核性（慢性）泪腺炎

十分常见，多由血行播散而来。Abadie（1881年）首先报告，随后报告较多。国内陈文润（1958年）曾报告1例25岁男性，右侧结核性泪腺炎，手术及病理报告证实。本病有两种类型：

（1）急性粟粒型，全身粟粒性播散，常侵犯双侧泪腺。

（2）局限性孤立型结核瘤型，临床上十分重要，常并发于肺结核、淋巴结核或骨结核，由血行播散，多为青年患病，有以下两种表现：

①硬化型：为慢性进行性肉芽肿性炎症，分叶状硬结节、可活动、不疼痛。有时显示上睑下垂或眼球突出，眼球向上运动障碍，耳前淋巴结可受累，可单侧或双侧。有的形成囊肿或钙化。间有自然痊愈，但多数需手术摘除，完整切除者术后不再复发。

②干酪化型：慢性进行性，眼睑红肿，冷脓肿形成则有波动感，穿破后在上睑形成瘘管，侵及周围皮肤，甚至全身播散而致命。

（二）治疗

首先对因治疗。对结核和沙眼性泪腺炎，先用药物治疗原发病。可作泪腺组织活检，病变局限者，作泪腺切除。

对泪腺肉样瘤病和良性淋巴上皮病变可全身应用肾上腺皮质激素治疗，一般效果良好。为避免复发，可作放射治疗。

对Sjogren综合征患者应用药物抗炎和免疫治疗的同时使用人工泪液等。

三、泪腺肉样瘤病

肉样瘤病是一种特发性累及全身多个器官的肉芽肿性炎症，侵犯泪腺者约占6%。最常累及肺、肺门淋巴结、纵隔、皮肤、肝、脾等。黑人眼部受累较常见。表现为一种原因不明的眼眶非干酪样坏死性肉芽肿。其发病机制尚未明确，可能与多种感染及免疫功能失调有关。

（一）临床表现

大多数患者20~40岁，女性较多，为男性的2~3倍，黑人是白人的10倍，黑人眼部受累也较常见。泪腺为眶内最常受累组织。常为双侧泪腺肿大，可先后发生，也可单侧性成结节状、质硬、无疼痛、逐渐增大，与眶内组织有联系。肿物在眼睑皮下和眶缘下可以移动。泪腺受损后可引起干性角膜结膜炎表现。眼外肌受累可致限制性眼肌麻痹，提上睑肌和上直肌受累可引起上睑下垂。其他眼部表现可有结膜结节、盘状或带状角膜变性，巩膜结节、视神经乳头病变等。

（二）病理

眼内及泪腺组织呈非干酪样坏死性肉芽肿性炎症，有上皮样细胞伴有淋巴细胞，多核巨细胞等构成结节样的肉芽肿。

（三）诊断

双侧泪腺肿大或眼睑和结膜结节。病者伴有肺、皮肤、淋巴结和肝脾病变者需高度注意到本病。X射线和CT扫描可显示双侧肺门结节状团块影。50%~80%肉样瘤患者血清血管紧张素转移酶（ACE）增高；镓扫描可显示泪腺与肺门摄取异常，特征性镓摄取异常，结合ACE升高诊断肉样瘤病特异性达90%以上。眼睑结膜或眼眶病变组织活检，病理组织学检查可以确诊。

（四）鉴别诊断

1.Wegener肉芽肿

为最常伴有眼眶表现的血管炎之一，是一种原因不明的坏死性肉芽肿性血管炎，多见于40~50岁，男女比例为2：1。常累及眼、关节、皮肤、心脏和周围神经。50%眼部表现者有眼眶受累，常双侧眼眶同时受累，眼睑肉瘤、泪腺炎和鼻泪道可同时发生，90%以上有鼻窦病变。60%~90%患者血清中性粒细胞胞质抗体（ANCA）升高。如患者有眼球突出，角巩缘炎症性浸润，同时有呼吸道、肺及肾脏病变则诊断可基本成立。

2.特发性炎性假瘤泪腺炎型

急性者表现为颞上眼眶部位疼痛，上睑外侧压痛明显水肿充血，上睑出现横S形伴上睑下垂，颞上穹隆部结膜可见部分泪腺红肿，伴外侧结膜水肿充血，邻近外直肌受累可致疼痛、眼球运动受限和复视，不伴有全身表现。慢性者可继发于急性型之后或一开始即为慢性，表现为无痛性泪腺窝肿块，CT显示泪腺杏核状增大，密度均匀增高，周围组织有部分浸润，无骨质破坏，肾上腺皮质激素类药物治疗症状明显减轻、病变缩小。

（五）治疗

肾上腺皮质激素药物对肉样瘤有效，一般可口服泼尼松30~60mg/d，3~4周后每周减药5mg，维持量为15~20mg/d，需服药半年到1年或更长时间，也可局部注射曲安奈德有效。若病变局限或病变对肾上腺皮质激素治疗无效者，可采用局部外放射治疗或手术治疗。治疗中可检测血清ACE水平，了解病变活动性。

四、Sjogren综合征

Sjogren综合征又称为干燥性角结膜炎，是常见引起干眼的主要眼表疾病之一，是一种与遗传有关的多系统慢性自身免疫性疾病。据估计，发病率占一般人口的1%~2%，其中80%~90%患者是成年女性。此病变常损害泪腺与副泪腺，导致泪腺泡萎缩或消失，泪液分泌明显减少，表现严重的角结膜干燥。此外，Sjogren综合征还可累及涎腺、呼吸道、胃肠道、泌尿生殖道黏膜上皮和类风湿关节炎等身体某些其他部位的结缔组织，引起相应的临床表现。临床上，原发性Sjogren综合征是指不伴有全身结缔组织疾病者。继发性Sjo-gren综合征则伴有风湿性关节炎、硬皮瘤、系统性红斑狼疮、多肌炎、结节性动脉炎等。

（一）病因

本病可能是常染色体隐性遗传，也发生于具有HL4-DR3基因遗传素质的个体。患病可能与免疫功能失调有关。即患者周围血液和靶器官辅助或诱导细胞增多，T细胞毒细胞、抑制细胞数目相对减少，自然杀伤细胞活性下降，泪腺和唾液腺靶器官的浆细胞和B细胞明显增多，免疫球蛋白分泌增多，形成高免疫球蛋白血症，多数为IgM和IgG。EB病毒、巨细胞病毒和HIV病毒感染也为发病原因之一。

（二）临床表现

好发于绝经期或绝经后的女性，男与女之比为1：9，发病年龄45~60岁，常累及双眼。约半数患者泪腺和唾液腺肿大，泪腺发炎而受到破坏，由外界或精神因素刺激反射性泪液分泌减少，有哭而无泪之称。炎性细胞浸润副泪腺使其分泌功能丧失。无泪液润滑结膜和角膜，结角膜干燥，表现为眼睑轻度红肿，结膜充血水肿，角膜上皮脱落，有黏液卷曲丝或上皮带，角膜可发生溃疡。患者常有沙样异物感，烧灼疼痛，畏光流泪，视力下降。

口腔、鼻腔、胃、阴道黏膜和支气管上皮显现光滑，苍白萎缩；因分泌降低，引起干燥性鼻炎、咽炎、声音嘶哑、吞咽困难和干燥性阴道炎。患者也可能出现无痛性关节肿、多关节炎、慢性肌炎、龋齿、脱发和肝脾大。

本病也可能引起周围神经病变，特别易伤害感觉神经，如脑神经受累，导致三叉神经痛，损害味觉，嗅觉丧失，瞳孔不等大；三叉神经病变将加重干燥性角膜炎，引起可怕的角膜病变。

该病分为两个基本类型：

1.泪腺和唾液腺慢性炎症

其分泌减少伴全身性结缔组织病，常为类风湿关节炎、关节炎，这些病变可在眼部病变5~10年后出现。

2.眼、口腔干燥综合征

腺病变伴早期或以后发生的自身免疫性疾病。患者可能出现Raynaud现象、血管炎、紫癜、淋巴非典型性增生、高丙种球蛋白血症、红斑狼疮、硬皮病、皮肤炎、桥本甲状腺炎、肾小球肾炎、Coombs阳性溶血贫血、全身很多器官抗体增多等。

（三）诊断

诊断原发性Sjogren综合征的标准至少有5个比较常用，其中发现欧洲的标准有较高的特异性差别（范围97.9%~100%）。患者主诉有明显的眼干燥异物感，角膜荧光素检查和孟加拉玫瑰红染色示角膜和结膜均有染色区；泪膜破裂时间常＜5mm/min或10mm/min。若排除与全身结缔组织疾病关系时则为原发性，若同时伴有涎腺及类风湿关节炎等临床表现则可以确诊为继发性Sjogren综合征。因本病是一种自身免疫性疾病，患者常有类风湿因子阳性，抗核抗体阳性，血沉增快以及IgA、IgG、IgM升高等。

欧洲最常用的原发性Sjdgren综合征诊断标准：①主诉干眼；②主诉口干；③涎腺病理活检；④Schirmer-1试验或玫瑰红染色异常；⑤没有刺激的涎液测量或涎液图检查异常。以上各项中至少4项，即可做出诊断。

Sjogren综合征诊断的欧洲标准，下列6项至少4项阳性，有93.5%敏感性和94%特异性。

1.眼症状

定义，下列三个问题至少一个阳性回答。

（1）有否每天感到口干＞3个月？

（2）眼部是否常有沙粒感觉？

（3）有否用人工泪液3个月以上？

2.口症状

定义，下列3个问题至少一个阳性回答。

（1）有否每日感到口干＞3个月？

（2）有无持久或复发性涎腺肿胀？

（3）是否常常需要饮用液体帮助吞噬干燥食物？

3.眼症状

眼受累客观证据，确定下列2项试验至少一项阳性结果。

（1）SchirmesⅠ试验（≤5mm/5min）。

（2）玫瑰红试验（s=4，根据van Bijsterveld scoring system）。

4.病理组织学特征。

5.涎腺受累

涎腺受累的客观依据，下列3个试验至少一项阳性。

（1）涎腺闪烁扫描法。

（2）腮腺扫描图。

（3）非刺激的涎液流（≤1.5ml/15min）。

6.自身抗体

流动血清自身抗体至少1项存在。

（1）对RO/SS-A或La/SS-B抗原的抗体。

（2）抗核抗体。

（3）风湿因子。

日本的诊断标准：①当Schirmer-Ⅰ和van Bijsterveld score和（或）荧光素染色异

常；②泪腺或涎腺病理活检；③病理性泪液图。不需自身抗体存在。3项中至少有不明原因的干眼症状，必须有2项满足。

（四）治疗

因泪腺分泌不足，平时可在结膜囊内滴入人工泪液，也可滴抗生素眼药水预防感染。减少眼刺激症状，晚上用素高捷疗眼膏或点用甲基纤维素溶液涂眼。亲水角膜接触镜对改善症状、角膜干燥有一定疗效。必要时可作上、下泪小点电烙封闭，减少泪液引流。

在急性期或病变早期，在腺泡尚未萎缩和实质纤维化不明显前，全身和眼局部使用肾上腺皮质激素治疗，可收到满意效果。

环孢素治疗原发性病例每日5mg/kg，疗程半年，可使口眼干燥症状缓解。此外，颌下腺导管移植术也有一定疗效。晚期病例可发生角膜溃疡、睑球粘连等并发症，也应保守治疗，不宜手术治疗。

鉴于该病治疗的困难性，不同的作者研究用细胞因子拮抗药进行治疗，Becker等认为有一些新的生物制剂提供选择，以B细胞为目标进行干扰治疗PSS有较好的前景，抑制炎症前因子IL-12、IL-18、IL-23/IL17系统，巨噬细胞移动抑制因子和趋化因子可以选择，它们抑制腺细胞的凋亡，促进细胞的再生。

五、良性淋巴上皮病变（Mikulicz病）

1888年Mikulicz报告泪腺和腮腺均同时肿大的病例，多年以来都称之为Mikulicz病，是一种病变组织内同时有淋巴细胞与上皮细胞来源的良性病变，又称为良性淋巴上皮病变。如病变仅累及泪腺和涎腺则为Mikulicz病。若除有泪腺和涎腺病变外，伴有全身性疾病如网状细胞增多症、肉样瘤病、流行性腮腺炎，恶性淋巴瘤和Waldenstrom巨球蛋白血症等则称之为Mikulicz综合征。炎症不会累及副泪腺，所以眼不干燥，也不伴有全身病变。

（一）病因

原因不明，可能是一种与自身免疫相关的特发性炎症。

（二）病理

良性淋巴上皮病因泪腺包膜的局限，炎症主要发生在泪腺内，泪腺基质内有较多的淋巴细胞浸润、导管的肌上皮增长形成所谓的肌上皮岛。该岛好像漂浮在淋巴细胞的海洋中。泪腺实质很少发生纤维化，实质内淋巴滤泡不明显，这与泪腺炎性假瘤形成区别。在炎性假瘤中，多种炎性细胞浸润，淋巴滤泡明显，实质纤维化明显。免疫组织化学染色，淋巴细胞K、λ染色阳性，表明双轻链表达；用PCR检测IgH基因重排证实淋巴细胞为多克隆。CD_{20}阳性为B淋巴细胞，CD_3阳性为T淋巴细胞，说明淋巴病变由B、T淋巴细胞组成。肌上皮岛Keratin染色阳性，说明该岛细胞为上皮来源，Desmin染色阳性证实这些细胞具有纤维的特性。

肌上皮岛不是良性淋巴上皮瘤的病理特征，30%~50%Sjogren综合征病例中，因残存的导管肌上皮增生也形成肌上皮岛。在泪腺活检中发现肌上皮岛的病例，再结合临床表现，约25%的患者可能是Sjogren综合征，剩下的患者为良性淋巴上皮病变。

（三）临床表现

本病可发生于任何年龄，但以30岁以上者多见，女性多于男性，可单侧或双侧发病，以双侧多见，泪腺逐渐肿大，软而有弹性、无压痛，上睑皮肤肿胀，以外侧明显，不伴有眼部红痛。泪腺肿大可致患侧眼球突出并向鼻下方移位，患眼外上转受限。部分患者可因泪腺肿物压迫眼球导致屈光改变而使视力下降。一般副泪腺未受累、患者可无干眼等不适症状。眼眶CT扫描可显示双侧眼眶颞上方泪腺区增大的软组织肿块影，密度均匀一致，边界清楚，无眶骨破坏征。

由于双侧涎腺同时受累，患者同时有双侧涎腺肿大，口干、咽喉干燥不适。

（四）诊断

患者中年女性，泪腺区均质边界清楚肿物（无骨质改变），伴有口干和双侧涎腺肿大者，应考虑此种病变，确诊依据组织病理学检查，主要为大量淋巴细胞浸润伴有上皮细胞。CT扫描可见眼眶颞上方软组织肿块，密度均匀，边界清楚。眶骨质无破坏。

应与炎性假瘤鉴别，炎性假瘤引起泪腺肿大，但唾液腺不肿大。炎性假瘤组织病理检查中无肌上皮岛，多种炎性细胞浸润和组织纤维增生为其特点。这些病理改变与良性淋巴上皮病不同。淋巴瘤也可以使泪腺肿大，但肿瘤不只局限在包膜内生长，肿瘤可侵犯眶内脂肪，瘤组织内有大量淋巴细胞，但无肌上皮岛。还应与Castleman病区别，Castleman病引起泪腺无痛性肿大，唾液腺肿大。其病理特点为淋巴细胞浸润，淋巴滤泡形成，在生发中心内可能有透明血管，但无肌上皮岛。

（五）治疗

此病是一种特发性炎症，与自身免疫有关，使用肾上腺皮质激素类药物治疗效果明显，但需要逐渐减量，疗程在3~6个月。即使比较规范使用肾上腺皮质激素，临床上仍有少部分患者会复发。笔者主张手术切除2/3~3/4肿大的泪腺，术后联合小剂量肾上腺皮质激素，极少复发，同时残留的泪腺仍可有部分泪液分泌功能。手术切除的肿物做病理检查也可排除淋巴瘤等疾病。

六、淀粉样变性

眼眶淀粉样变性可发生于眼眶泪腺区、眼睑和结膜组织内，是一种淀粉样蛋白沉积所致的病变，临床上比较罕见，病变可引起眼球突出、上睑下垂、眼球运动障碍、眼眶出血（自发性）和视力下降等。淀粉样变性可原发于眼眶伴全身其他器官病变，也可能是继发性改变，即全身的慢性感染或特异性炎症引起了眼部淀粉样蛋白沉着，即眼眶淀粉样变性常为全身淀粉样变性的一部分；原发性局限性眼眶淀粉样变性少见。

（一）病因

原因未明，此病变是一种浆细胞参与的病变，可能与机体免疫功能障碍有关，有部分病例继发于长期的眼部感染及慢性炎症、血管炎、海绵状血管瘤等。部分病例继发于骨髓瘤（多发性）、巨球蛋白血症、B细胞性恶性淋巴瘤等。部分病例有一定的家族倾向，说明与遗传有关。

（二）临床表现

可发生于任何年龄，男女比例约为1：3。

1.全身表现

原发性淀粉样变是常见的类型，皮肤、咽部、支气管、心脏、肝脏、肾脏、神经、肌肉、血管等处可有淀粉样蛋白沉积而产生的症状体征。当心脏受累时引起心力衰竭，舌部受侵累时舌部变肥大，使吞咽、说话困难，肠病变导致肠蠕动和吸收功能障碍。

2.眼部表现

眼病变是全身淀粉样变性的一部分，结膜、眼眶眼睑淀粉样蛋白沉着时，表现为皮肤有蜡黄色结节，因血管周围淀粉样蛋白沉着使血管脆弱，眼睑因轻微外伤便可出血。眼睑皮肤受累总是与全身淀粉样变性有关，局限在结膜、泪腺和眼眶的病变，而无眼睑皮肤受损，一般预示无系统性病变，在这些病例中，全身进行淀粉样变性的检查，其结果往往阴性。

局限于眼眶的淀粉样变性非常罕见，一般淀粉样蛋白先沉积在结膜，再沿血管周围向后蔓延到Tenon囊和眼眶。最典型的病变是淀粉蛋白沉积在上、下穹隆结膜和结膜下组织、上睑板、上睑提肌肌腱、肌肉和Muller肌，使上睑下垂。如翻开眼睑，可见脆而出血的实体赘生物。淀粉样蛋白沉积在泪腺使泪腺肿大，侵犯肌肉使眼外肌肥大、眼球活动受限，如多条眼外肌受累可能导致冻结眼。巩膜和视神经周围受侵犯，可能影响视功能，还可侵犯眼眶其他组织，引起眼球突出、眼眶出血等。肿块可压迫眶骨产生眼眶骨质压迫性吸收，但没有骨质破坏。

继发性淀粉样蛋白变性主要由感染和炎症慢性刺激所致，参与炎症过程的浆细胞可能与淀粉样蛋白沉着有关。结核、类风湿关节炎、麻风和骨髓炎等引起淀粉样蛋白可在肝脏、肾脏、脾脏和肾上腺等实质器官沉着；也可累及双眼睑，但眼眶很少受侵犯。眼局部的炎症或感染引起局部的淀粉样蛋白沉积少见，如结、角膜慢性发炎、感染有时导致结、角膜淀粉样蛋白沉着，但眼眶内沉着非常罕见。

系统性浆细胞增生、多发性骨髓瘤、巨球蛋白血症和B细胞性淋巴瘤可能由于免疫球蛋白片段的过度合成而导致淀粉样蛋白在眼眶内沉着；淀粉样变性也被视为老年化的一部分，尸检发现老年人常有淀粉样变性。

CT检查，可显示眶内泪腺区实性占位性病变，病变形状不规则，密度不均匀部分伴有钙化。

（三）诊断

眼睑皮肤蜡黄肿块，穹隆结膜有硬脆、已出血的赘生物具有诊断价值。CT检查发现泪腺肿大，眼外肌长大伴点状钙化或眶内、眶前段软组织肿块影，间或可见斑点状钙化，CT检查能判断病变的范围、大小与位置，但不能确定病变的性质。CT扫描还发现邻近异质性肿块的眶骨增厚、不规则。MRI检查，T_2加权像为异质低信号，在脂肪饱和强化时显示眼外肌同质性长大。淀粉样变性眼外肌长大应与其他原因引起的眼外肌长大相鉴别。Mrudoch等报告4例做过血清淀粉样蛋白P成分[123]I闪烁法，1例患者定型为淀粉样变蛋白质原纤维，从IgG$_4$重链恒定区派生而来。

要明确诊断，需做组织病理学检查，对浆细胞病变者要作蛋白免疫电泳，怀疑多发性骨髓瘤患者应收集24小时尿作Bence-Jones蛋白检查，如考虑浆细胞骨髓瘤应作骨髓检查，蛋白免疫电泳中的IgM高峰值提示巨球蛋白血症。

（四）病理

特点为淀粉样蛋白β编织成片（折片）在细胞内沉积，引起异物肉芽肿反应。在常规HE染色中，无定形物质，多沿血管周围分布，表现为嗜酸性，在整个病变中可见成纤维细胞和炎性细胞，其中大部分是浆细胞，也可见具有特征性的多核异物组织细胞散在于病变区，或分布于淀粉样蛋白沉着区的边缘，在嗜酸性物质团块内，偶见淋巴样滤泡。淀粉样蛋白在PAS、刚果红、结晶紫和硫黄素T染色呈阳性，用偏振光显微镜显示双折射和二色性。电子显微镜查见淀粉样蛋白是无周期，无分支的细纤维。

淀粉样蛋白的化学组成因病变不同而异，合成淀粉样蛋白的原料来自血液循环或局部的蛋白，自发地融合成β褶片构型，将蛋白转化为纤维。独特的苹果绿变色染色，刚果红染色用偏振光观察到的双折射，这些染色特性纯属纤维僵硬和皱褶构型所致。β褶片存在于所有的淀粉变性病变中，故有作者建议将此病改名为β纤维病。

蛋白AL存在于原发性全身淀粉变性，多发性骨髓瘤的患者中，可能与眼睑、玻璃体淀粉样蛋白沉着有关；在原发性局限性眼眶病变中，也是主要蛋白。化学分析，蛋白AL代表λ和κ免疫球蛋白轻链N末端片段或全部的轻链。

蛋白AA存在于继发性淀粉样变性的患者中，它是一组异型蛋白，在轻链N末端有9个氨基酸的普通序列，蛋白AA和蛋白SAA存在着免疫交叉反应，蛋白AA似乎是血液循环中蛋白SAA的降解产物。正常情况下蛋白SAA含量低，在慢性炎症和感染过程中，因应急反应而明显升高。

从其他淀粉样蛋白分离出来的纤维蛋白为蛋白AFP，存在于有一定家族遗传倾向的患者中；蛋白AEt与APUD肿瘤有关：蛋白AP存在于淀粉样蛋白沉着的全部患者中，与PAS淀粉蛋白染色有关。

（五）治疗

局限性的眼眶和眼睑结膜淀粉样变性可手术切除，对弥漫性广泛的眼眶浸润病变可作病理活检，确诊后给予肾上腺皮质激素治疗。对继发于其他病变者同时治疗原发病变。

第三节　泪腺肿瘤

一、泪腺肿瘤分类

泪腺肿瘤主要指原发于泪腺的肿瘤，也常常包括发生于泪腺窝的肿瘤。泪腺肿瘤在眼眶占位性病变中位居前列，据报道国内居第1~3位，国外居第3~6位。对大量文献汇总分析的结果显示，泪腺肿瘤的构成为：10%的眼眶占位病变发生在泪腺；泪腺实性肿物中的20%为上皮性肿瘤，80%为非上皮性肿瘤，后者包括炎症和淋巴增生性病变；泪腺上皮性肿瘤中大约55%为良性肿瘤，45%为恶性肿瘤：后者中60%为腺样囊腺癌，20%为多形性腺癌，10%为原发腺癌，5%为黏液表皮样癌，另5%为其他恶性上皮性肿瘤；在非上皮性瘤中，淋巴增生性病变占50%，其他病变占50%。泪腺窝还是多种不同类型肿瘤的好发部位，如神经鞘瘤、皮样或表皮样囊肿、绿色瘤、组织细胞病等。

1992年WHO颁布了唾液腺肿瘤组织病理学分类方法，2006年美国陆军病理研究所在此基础上对泪腺肿瘤进行了重新修订，一些新的肿瘤命名被引入分类（表1-1）。确切的组织病理学诊断对于指导治疗和预后具有重要价值。病理学上被逐渐认识或重新分类的肿瘤，将推动临床医师总结其临床特征和影像学表现，更多的诊治经验也会逐渐得到积累。

泪腺肿瘤诊断中，病史和临床检查资料（包括影像）对判断肿瘤性质及预后具有重要意义。诊治中需要注意下列因素：

（1）临床病史及症状：病史较短，在半年以内，肿物增长快者多为炎性病变、淋巴增生性病变或恶性上皮性肿瘤；疼痛者可发生于炎症，也常见于泪腺恶性上皮性肿瘤，尤其是腺样囊性癌。良性上皮性肿瘤则少有局部疼痛表现。

表1-1　2006年泪腺肿瘤的病理分类

上皮性肿瘤	非上皮性肿瘤	类肿瘤
良性上皮性肿瘤	淋巴瘤	泪腺导管囊肿
多形性腺瘤	浆细胞瘤	异位泪腺
嗜酸细胞瘤	血管瘤	慢性泪腺炎
肌上皮瘤	血管外皮瘤	炎性假瘤
唾液腺母细胞瘤	纤维组织细胞瘤	良性淋巴上皮病变
恶性上皮性肿瘤	孤立性纤维性肿瘤	
腺样囊腺癌	神经纤维瘤和神经鞘瘤	

多形性腺癌	脂肪瘤	
腺癌（不能再分型的）	转移性或继发性肿瘤	
黏液表皮样癌		
多形性低级别腺癌		
基底细胞癌		
腺泡细胞癌		
导管腺癌		
鳞状细胞癌		
透明细胞癌		
囊腺癌		
黏液腺癌		
上皮-肌上皮癌		
嗜酸细胞癌		
癌肉瘤		

（2）眼眶CT或X射线检查，显示眼眶扩大，未见眶骨破坏者多为良性上皮性肿瘤或其他良性肿瘤。若眶骨显示呈虫咬样破坏者，多为恶性上皮性肿瘤。

（3）病史长，无骨质破坏者，可能为良性多形性腺瘤；反之，如发现眶骨质破坏者，手术中摘除肿瘤同时应切除受累骨质，送活检确诊。

泪腺肿瘤的性质需对肿物做活体组织检查，送病理组织学检查确诊。术前可根据临床表现及影像检查，做出初步诊断，这对术者治疗方式和手术进路的选择决定及手术预后的估测具有重要意义（表1-2）。若诊断为恶性泪腺肿瘤，则手术选择外侧壁开眶方式，术中注意切除受浸润的部分骨质。

表1-2 泪腺良性肿瘤与恶性肿瘤鉴别

	良性肿瘤	恶性肿瘤
发病率	>50%（其中多形性腺瘤80%）	<50%（其中腺样囊性癌过半）
发病年龄	10~70岁（>40以上占50%）	50岁以上多见
病程	缓慢，平均病程3~5年	迅速，病程短
症状	无疼痛、流泪不明显	眼部红肿，疼痛流泪
眼球突出	眼球移位轻、复视不明显	后期明显，复视显著
眼球受压	明显或不明显	明显
眼眶X射线	一般眶骨无侵蚀	眶骨常有侵蚀、边缘不整
眼眶CT	肿物边界清楚向周边扩散不明显	常见肿瘤向中央及后部蔓延

泪腺肿瘤诊断中需要把泪腺的炎症性（包括感染性、非感染性、特发性和非特发性炎症）、肿瘤性和结构性（如泪腺囊肿和皮样囊肿）病变区别开来。在肿瘤中，需注意把炎性假瘤，淋巴细胞性病变，绿色瘤，肉样瘤，淋巴上皮性病变（Mikulicz病），Wegener肉芽肿和结核等病变区别开来。

泪腺炎症与肿瘤均可表现为颞上象限肿块，均有肿胀和疼痛为主病史。通常症状存在短于6个月者或是炎症或是上皮性恶性肿瘤。炎性假瘤常有以周计的发病时间，而淋巴浸润性病变则有逐渐发作数月病史。多形性腺瘤则有泪腺肿物缓慢增大一年以上病史。

根据病史，临床表现和影像学检查、多数泪腺区肿物能做出初步诊断和鉴别诊断，唯最后诊断仍需依靠病理组织学检查。

二、泪腺多形性腺瘤

泪腺多形性腺瘤又称为泪腺混合瘤，是一种泪腺的上皮性肿瘤。其起源于有多向性分化潜能的上皮细胞，其间质成分为上皮化生的产物。本病是泪腺肿瘤中最多见的上皮性肿瘤，发病率约占泪腺上皮性肿瘤的49%~58%，泪腺窝肿瘤的25%，眼眶占位性病变的3%~5%。

（一）临床表现

本病多发生于年轻成年人（20~50岁），也可发生于各年龄组，没有性别差异。大多数起源于泪腺眶部，也可起源于泪腺睑叶部。常为单侧眼眶受累，肿物增大缓慢，病程较长。表现为慢性进行性上睑颞上方肿胀，无痛性肿物，眼球向前下方移位，颞上方向运动受限。颞上眶缘可触及或软或硬实肿物，固定，表面光滑，边界清晰，表面有向前移位的正常泪腺时可有颗粒感，触痛或压痛仅见于少数患者。复发性者呈可在皮下和泪腺窝触及多个结节状肿物，皮下肿物大小不等，小如粟米，大如黄豆，光滑而活动。较大肿物压迫眼球可致屈光不正或视网膜水肿，脉络膜皱褶，视力下降并可引起复视。

（二）影像检查

影像学检查对于判断肿瘤性质和制定手术方案具有重要意义。

1.超声检查

B超检查显示为眶外上方圆形或类圆形占位病变，边界清楚，光滑，内回声多或中等而分布均匀，声衰减中等，无可压缩性。这些声学表现符合多形性腺瘤的组织学特征。标准化A超显示入、出肿瘤波峰较高，肿瘤内为中高反射，中等衰减。

2.CT扫描

CT扫描在泪腺上皮性肿瘤的诊断中具有重要价值。CT显示肿瘤位于眶外上方泪腺区，多为圆形或椭圆形，少数呈结节状，边界清晰，光滑，呈软组织密度，均质。当瘤内有大的囊变液化区时，可显示局部呈低密度区，瘤内如有骨化或钙化，可见局部高密度影。泪腺窝骨壁因受肿瘤压迫，呈现骨凹样改变，并有泪腺窝扩大。病变较大时，CT冠状位可显示眶顶骨吸收或骨缺损。复发性多形性腺瘤除在泪腺窝可见到病变外，还常在眶周、皮下形成数个边界清晰的圆形或团块影，泪腺窝骨质常呈虫蚀样破坏，因受肿瘤刺激，周边骨质可增生肥厚。形状和位置对于多形性腺瘤的诊断具有特异性。因肿瘤多起源于眶部泪腺，呈膨胀性生长，故多呈圆形或椭圆形，除非肿瘤巨大，一般不超出眶缘，泪腺窝可明显扩大。而泪腺淋巴增生性病变多呈杏仁状，向前生长可超出眶缘，并沿泪腺窝向后蔓延，而无泪腺窝的扩大。

3.MRI

对多形性腺瘤的诊断无特异性，与其他良性肿瘤相似，T_1WI 显示为中信号，T_2WI 显示为中或高信号，强化明显，可均匀一致强化或不均匀强化。肿瘤内出现大片液化区时，T_1WI 呈局灶低信号，T_2WI 为高信号，不能增强。复发性肿瘤为多个瘤体播散在眶软组织间，边界不清，信号不均，强化MRI显示尤为清晰。

（三）诊断

根据单眼患者（20~50岁）发病缓慢，颞上眶缘无痛性肿块。CT显示眼眶颞上方类圆形密影，边界清楚，密度高，均质或不均质，可被造影剂强化，无眶骨破坏。B型超声显示肿物边界清楚、形状规则，内回声中等或较强，结合临床检查可以做出诊断。

（四）鉴别诊断

主要需与下列几种疾病鉴别：

1.多形性腺癌

肿物增长较快，彩色多普勒血流显像显示血流信号较丰富，CT扫描检查可发现骨破坏。

2.泪腺淋巴细胞性病变

多发生于老年人，可单侧或双侧发病，类似炎性假瘤，病史较短，眶前部可触及实性肿物，有压痛，超声扫描显示病变区低回声、边界清楚、较少声衰减。

3.泪腺炎性病变

炎性假瘤常好发于泪腺，临床表现睑肿胀、疼痛、反复发作，有用肾上腺皮质激素治疗好转史。超声显示局部病变区（扁平形）低回声。CT扫描显示病变区呈杏核状。带合并邻近眼外肌增厚或眼环增厚，病变常侵及睑部泪腺。

4.皮样囊肿

可发生于眼外上方泪腺区，临床上不易与泪腺肿瘤相区别。CT扫描多显示为低密度区域或内含负CT值区，病变可在骨缝内形成隧道，甚至可向颅内或颞窝扩展，形成特征的哑铃状。原发于骨膜下可见骨质凹陷，边缘有骨嵴。

（五）病理

肿瘤呈类圆形或椭圆形，有完整包膜，表面可有结节状突起，切面淡粉或黄白色，偶见软骨或黏液区。镜下见瘤组织主要由上皮细胞或间质分组成。瘤细胞形态和排列多样化：

（1）腺管状排列，有两层细胞，内层为腺上皮，呈扁平、立方或柱形；外层为肌上皮细胞，呈多边形或梭形。

（2）实性块状或条索状排列，瘤细胞巢有水液或软骨样区，部分上皮巢可见鳞化。

肿瘤的包膜为假包膜，厚度在数微米至数百微米间，肿瘤表面的芽状突起处可无包膜，或肿瘤侵及包膜，或穿出包膜生长。国内外研究均显示，90%以上的多形性腺瘤均有包膜浸润现象，仅当瘤组织由内向外连续穿破包膜并在包膜外增殖时才有意义，因此穿刺活检应视为禁忌。

若肿瘤细胞异型性明显，但尚未恶变，则诊断为不典型多形性腺瘤。不典型性、肿瘤细胞丰富及肌上皮成分的增多，可能提示肿瘤具有恶变的趋势，为明确这些病理征象的意义，Weis E等建议将上述征象写入病理结果的记述中。

（六）治疗和预后

手术是主要治疗手段，注意完整切除肿瘤，保持包膜完整，避免过度挤压，可有效地避免复发和恶变。肿瘤周围的正常泪腺也应一并切除，这可减少因肿瘤穿破假包膜形成种植的危险。肿瘤的假包膜虽薄，但确实是阻止肿瘤细胞蔓延至正常泪腺或眶软组织的有效屏障。由于肿瘤的假包膜常与周围骨膜融合在一起，故术中应将骨膜一并切除，可减少复发。

由于各种先进的影像诊断技术的应用和诊治经验的积累，术前切开活检已基本废止，活检将导致肿瘤播散种植和复发。如果确有必要使用术前切开活检，术中应仔细清理活检区域周围的正常组织及骨膜。

多形性腺瘤的切除切忌将假包膜撕破或夹碎肿瘤，否则肿瘤细胞散落在软组织内，易造成肿瘤复发或恶变。一旦假包膜破裂，应将散落的肿瘤清除干净或反复冲洗。肿瘤质脆，术中勿用组织钳夹取，可夹持肿瘤边缘的骨膜，或用较大圆针和粗丝线缝扎肿瘤，在向外提拉肿瘤的同时，直视下分离肿瘤与眶内软组织的粘连，尤其是肿瘤后极部的粘连，充分游离后方可完整地摘除肿瘤。

直径＜1.5cm、位置表浅的瘤体，可采用眉弓外上方皮肤切口，经前路开眶手术摘除肿瘤。较大的肿瘤或骨质破坏明显的肿瘤应采取改良外侧开眶术，截取包括额骨颧突在内的眶外上方骨，可充分显露泪腺窝的肿瘤。忌从上穹隆结膜囊入路，此途径对肿瘤暴露不充分，且易损伤提上睑肌。

复发的肿瘤常呈不规则或多结节状病浸润性生长，局部切除很难彻底。原则上应根据复发的范围和部位行部分眶内容或全眶内容切除术。有的肿瘤复发后，就诊较早，范围小，可行扩大的局部切除，即将肿瘤周围的软组织甚至肌肉一并切除。因泪腺与眼球关系邻近，一旦复发，则切除的范围应包括眼球在内。较大范围的复发性肿瘤原则上应行眶内容切除术，除非患者拒绝。复发性多形性腺瘤可以侵犯骨质，造成严重的骨破坏或骨增生，具备恶性上皮性肿瘤的生物学特征，此时切除的范围应包括泪腺窝的骨壁。术后补充放射治疗40~60Gy可减少再次复发，但疗效还需长期随访观察。

睑部泪腺多形性腺瘤非常少见，文献报告者也较少。临床多表现为上睑外上方局限性圆形硬性肿块，无压痛。经皮肤切口局部切除，效果良好，但临床表现易和睑板腺囊肿及泪腺导管上皮性囊肿混淆。

预后一般良好。完整切除肿瘤有助于减少肿瘤复发或恶变。有报告在初次手术后20~40年后复发者。Rose等报告术前活检复发率32%，术前未作活检者复发率为3%。唐润东等报告初次手术复发率为3.5%。因此，只要术前对泪腺多形性腺瘤细致准确诊断，避免活检，初次手术完整摘除肿瘤就可以避免复发。

三、泪腺多形性腺癌

泪腺多形性腺癌，又称恶性泪腺混合瘤，据 Henderson 等和陈耀真等报告发病率为15%~16.07%，为常见（第三位）泪腺窝原发性上皮性肿瘤之一。

（一）临床表现

非侵袭性和微侵袭性多形性腺瘤恶变的临床表现和多形性腺瘤相似，病史较长，而发病年龄较大，表现为单侧缓慢进行性的眼球突出和下移位，上睑肿胀或下垂，少有疼痛和病情突然加重。侵袭性多形性腺瘤恶变的包膜被肿瘤侵蚀，因此呈浸润性生长，表现为眶外上方固定的肿块，形状欠规则，边界不清，压痛，眼球向下移位。自发疼痛或压痛是提示肿瘤为恶性的重要信息。Rootman总结侵袭性多形性腺瘤恶变有4种临床表现：

（1）长期的泪腺肿块突然增长。

（2）有疼痛、骨侵蚀和肿瘤快速生长。

（3）既往已切除的泪腺多形性腺瘤突然复发。

（4）无痛性泪腺肿块。

CT扫描显示泪腺区肿块致密影形状不规则，边界不清呈锯齿样，眶骨不均质破坏，病变沿眶外壁向后蔓延，向鼻窦或颅内等部位扩展。X射线平片显示眶骨颞上方骨质呈虫蚀样破坏。B型超声图显示病变内回声不规则，透声性差，边界不清楚。耳前及颈部淋巴结肿大。有报告泪腺良性多形性腺瘤存在时间愈长，其恶变危险愈大。

（二）病理

肿物无包膜或包膜不完整，切面呈灰白或灰黄、质脆，镜下可发现肿瘤恶变的证据，比如：有丝分裂、恶性腺体形成或细胞不典型增生等，形态学上最常见的恶变为低分化腺癌，少见者为腺样囊腺癌、鳞状细胞癌、黏液表皮样癌或肉瘤样变等。Rootman 根据肿瘤侵袭的程度和与包膜的关系，将多形性腺瘤恶变分为3类：如果恶变区域完全局限在肿瘤内部，未侵入邻近组织，诊断为非侵袭性恶变，预后良好；穿出包膜向外侵袭 <1.5mm，诊断为微侵袭性恶变，穿出包膜向外侵袭 >1.5mm，诊断为侵袭性恶变。如果只有细胞核的增大和多形性，而缺乏显著增多的有丝分裂象或坏死，可考虑诊断不典型性多形性腺瘤。

关于肿瘤的起源，目前认为，非侵袭性的多形性腺瘤恶变是病灶内的癌变，而侵袭性恶变是一种起源自多形性腺瘤的具有侵袭性的肿瘤。

（三）治疗

初发的非侵袭性恶变在术前常被认为是多形性腺瘤，两者的手术方法相同，完整的切除肿瘤及保持包膜的完整对预后十分重要，术后一般无需辅助放疗。如果是复发者，应扩大切除范围，包括瘤周软组织，术后辅助放疗可减少复发。而侵袭性恶变则应采取根治性切除术，即范围包括泪腺窝骨壁在内的眶内容切除术。术前诊断尚不明确者可术中冰冻切片明确诊断。

放疗应作为配合手术治疗的辅助手段应用于各种类型的泪腺恶性肿瘤。放疗可显著改善肿瘤的5年控制率和生存率。研究显示，对侵袭性腮腺多形性腺瘤恶变的患者术后行60Gy的放疗，5年局控率可从49%提高到75%。

（四）预后

非侵袭和微侵袭性的多形性腺瘤恶变，如果能完整切除肿瘤并保持包膜完好，预后良好。侵袭性恶变的预后与肿瘤大小、侵袭程度、组织学分化程度、眼眶周围组织的浸润程度和全身转移等多种因素有关，一般认为预后较差。

四、泪腺腺样囊性癌

泪腺腺样囊性癌居泪腺原发性上皮肿瘤的第二位，占20%~33.33%，为最多见的高度恶性的泪腺肿瘤。

（一）临床表现

一般女性较多发病，发病年龄23~60岁，病程多在6个月内，多在发病一年内就诊。临床表现为发病较急，眼球向前下方突出，颞上眶缘硬实固定肿块，不规则，眼球运动障碍。疾病早期即可有严重眶周及结膜水肿，由于肿瘤呈浸润性生长，沿血管、神经和其他组织蔓延、破坏骨质，故常有眼和头部疼痛、局限压痛、疼痛常位于眉弓及额颞区。

（二）影像学检查

1.B型超声

属低回声肿瘤，或内回声强弱不等。

2.彩色多普勒血流显像

多数病例血流丰富。

3.X射线

显像早期无明显改变，晚期可发现泪腺窝骨质破坏。

4.CT扫描

腺样囊腺癌的诊断主要依赖CT检查，显示为贴附于眶外上壁的扁平状软组织肿块，沿骨壁向后蔓延，后缘呈锐角，表示浸润性扩大。肿瘤向前生长可超出眶缘，内下面沿眼球壁发展，与巩膜关系密切，呈铸造样。肿瘤内密度均质或不均质，偶见钙斑，边界尚清。早期可见骨壁虫蚀样缺失，晚期大范围骨破坏。肿瘤通过骨缺失区蔓延至颅内或颞窝。年轻患者的眶骨比老年人更易引起局部向眶外扩张。CT还可显示眶腔扩大、眶上裂或眶下裂扩大等继发改变。腺样囊腺癌易于血行转移，CT还可发现转移灶。

5.MRI检查

对于肿瘤位置、形状、大小、边界的显示，MRI类同于CT肿瘤信号强度因人而异，多数病例T_1WI和T_2WI均呈中信号。由于MRI属共振信号图像，骨皮质为无信号区，对于骨破坏的显示CT优于MRI。MRI软组织分辨率强，当肿瘤向颅内或颞窝蔓延时，MRI优于CT。

（三）病理

巨检肿瘤标本为灰白色肿块，多为实性，质地较硬，无包膜，常侵犯周围组织。依据2005年WHO制定的腺样囊腺癌分型标准，将组织病理学类型分为：管状型、筛状型和实性型，多种类型常在一个肿瘤内同时存在，但某种类型可占主要成分。筛状型是腺样囊性癌的典型结构，肿瘤细胞排列成大小不等、形态不规则的细胞团块，其中含有许多大小不等的圆形微小囊腔，呈筛孔状，内含淡蓝色的黏液样物质，有时囊腔内的黏液样物质可被透明变性的胶原纤维替代。管状型的肿瘤细胞排列成小条索、团块或腺管状，纵切面可见到狭长的腺管，横切面呈较圆的"腺管状"结构，部分肿瘤细胞巢内没有管腔，呈小梁状，但与筛状结构不同，细胞层次较少、条索较细长，部分细胞团块和条索内仍可见到较小的筛孔。实性型的肿瘤细胞排列成大小不等的实性团块，微囊小而少或缺如，部分细胞团块中央可见凝固性坏死，癌细胞体积更小、核更深染、胞质也更少，类似基底细胞，核分裂象较前两型易见。实性型被认为预后最差，其特点是易于早期复发和早期转移，生存率低，而筛状型和管状型预后较好。

腺样囊性癌不但可浸润脂肪、肌肉、血管及骨壁等结构，还好沿神经侵袭，是其特征性的生长方式，也是重要的病理学表现，被认为是继血道、淋巴道和种植之外的又一种转移方式，在肿瘤形成的早期即可出现，常提示预后不良。

（四）治疗及预后

多年以来，手术切除始终是治疗腺样囊腺癌的首选方法。手术切除的范围及辅助治疗的应用一直是研究者们关注的焦点。

由于影像技术的发展，越来越多的早期患者得到了诊治。Shields认为，影像学检查显示边界清晰而局限的泪腺上皮性肿瘤，无论良性或恶性，均应完整切除，根据病理结果决定后续治疗方案，而不应该采用切开活检，因为肿瘤包膜的破损会导致肿瘤的播散和复发。如果有可能完整切除，细针穿吸活检也不宜采用，它只适用于无法切除或怀疑转移性肿瘤的患者。

当影像学检查显示肿瘤累及眶尖，或肿瘤超出眼眶侵犯鼻窦或颅内，均应行眶内容切除术。眶内容切除后应转移正常颞肌或填塞真皮脂肪瓣重建眶腔，以免放疗造成眶前部过薄的皮肤发生破溃。是否切除眶壁骨质层备受争议，因为骨壁既是防御肿瘤向眶外蔓延的屏障，又是滋养肿瘤细胞使其复发的温床。目前比较一致的观点认为，影像学检查或术中证实眶外侧壁或眶顶骨质有明确的肿瘤侵蚀时，应一并切除肿瘤和受侵骨壁以减少局部复发。

AJCC分级可作为制订治疗方案的依据，$\geq T_3$的肿瘤应行眶内容切除术，并切除眶外侧壁和顶壁，术后辅以放射治疗，可减少术后局部复发，但转移和死亡的发生率仍较高。分级$< T_3$的肿瘤宜行保留眼球的肿瘤切除术，术中可视情况切除瘤周组织，术后联合放疗，可获得与眶内容切除术等同的局部控制率。

由于肿瘤恶性程度高，易向鼻窦、颅内扩展或远器官转移，例如转移至肺、肝等脏器，治疗效果较差，预后不良。其复发率和病死率也较高。宋国祥等报道肿瘤复发率为77.4%，陈耀真等报告病死率为44.4%。

五、其他泪腺癌

（一）泪腺腺癌

泪腺腺癌约占泪腺原发性上皮性肿瘤的8.1%~15.4%。男性多见，亦可见于年轻女性，各种年龄均有发病。患者平均发病年龄约为36.2~51岁，泪腺腺癌可起源于泪腺泡的分泌细胞或泪腺导管肌上皮。

1.临床表现

患者肿瘤生长迅速，症状及体征大部与腺样囊性癌相似，所不同的是病变倾向于沿眶外侧壁生长，位置偏低，眼球突出，向下移位不明显，更容易侵犯并破坏眶骨，向颞窝、鼻窦扩展或全身转移。

2.病理

泪腺腺癌细胞呈立方形或柱状排列，核分裂象明显，常形成腺腔，内有黏液状物。

3.治疗和预后

治疗方法同腺样囊性癌，因其恶性程度高，手术较难切除干净，术后也易复发，一旦活检确诊，应早作眶内容摘除根治，并辅以放疗。

（二）黏液表皮样癌

泪腺黏液表皮样癌少见，由表皮样细胞、黏液细胞及中间型细胞构成。组织学上根据分化程度高低和黏蛋白含量而分类。低度分化者，有较多的产生黏蛋白的黏液细胞；高度分化者以表皮样细胞占优势，而黏液细胞少。细胞质内的黏蛋白可以特别染色显示。

黏液表皮样细胞癌的预后随分化程度和黏蛋白含量而变化：分化好的，有丰富蛋白者，预后较好；而有丰富鳞状细胞和少有黏蛋白者预后较差。

治疗与其他泪腺癌相同。

（三）鳞状细胞癌

泪腺鳞状细胞癌比较罕见，常累及全泪腺。其细胞特征有浸润边缘的分化，可变为角质化和不同程度的分化。组织化学和免疫组化检查可把黏液样细胞同鳞状分化相鉴别。

本病同其他泪腺癌一样，预后差，治疗方法相同。

六、泪腺囊肿

原发性泪腺囊肿较少见，比较多见的是泪腺导管囊肿，是睑部泪腺叶起源的囊肿，或称单纯性泪管积液。国内曾有个例报道，Shields 报告 645 例眼眶肿瘤中有 5 例。

（一）临床表现

泪腺导管囊肿主要发生于青年或中年人，上睑外侧肿胀、无红痛、生长缓慢，大如花生米或鸽蛋，扪之可活动，有波动，无压痛，提上睑，在上外穹隆可见光滑发蓝的透明囊性肿物，囊肿体积可随泪液分泌而变化。可因哭泣或物理刺激而增大，也可因液体的排出而缩小。眶叶的囊肿十分罕见，囊肿大者可见眼球突出及眼球向鼻下方移位，如外伤或继发感染，化脓后留下瘘管。

（二）病因病理

泪腺导管囊肿据称是因泪腺导管阻塞引起导管进行性扩张，形成薄壁的囊肿。最初之阻塞可能因炎症或外伤所致。加之，炎症刺激泪液分泌增加，于是腺管被动扩张而形成囊肿。囊壁多由双层细胞构成，一般内层为立方状，外层为扁平状，囊壁可见部分瘢痕及纤维化表现。囊内液呈无色或黄色，含有蛋白质、上皮细胞、白细胞和胆固醇。周围的泪腺组织可以正常，但多数呈现炎性浸润，主要是淋巴细胞和浆细胞，亦可见组织纤维化。

（三）诊断

颞上方穹隆结膜组织波动性囊性肿块，无压痛，年龄多为青年或中年。B型超声显示眶外上方病变无内回声，CT显示眼球外上方半圆形或管状低密度占位性病变，增强扫描环形强化。

（四）鉴别诊断

泪腺囊肿衬里结构是较多柱状上皮细胞而没有结膜上皮混合成分，分泌性 gloloid 体有助于把泪腺囊肿与单纯性结膜囊肿区分。此外需注意与眼眶泪腺区之皮样囊肿相区别。

七、泪腺区其他肿瘤

（一）反应性淋巴细胞增生和淋巴瘤

1.临床表现

侵犯眼眶的非霍奇金淋巴细胞性肿瘤多发生于50~60岁，大多数淋巴细胞性肿瘤倾向于侵犯眼眶上方和前方，故在眼眶内可扪及无痛性质软、结节状或索状肿物，多位于泪腺区，可单侧或双侧发病。因泪腺组织有淋巴细胞存在，有报告约15%眼眶淋巴瘤发生于泪腺窝。因此有时难以与泪腺原发性上皮性肿瘤区别。大部分良性反应性淋巴细胞增生和恶性淋巴细胞性肿瘤单侧或双侧发病。双侧同时受累或先前手术切除后复发提示可能恶性病变。此外，可伴有发热、消瘦、疲乏、浅表淋巴结肿大、肝脾大，胸膜淋巴结肿大。

2.诊断

眼球突出或泪腺区无痛性质软肿物，结膜穹隆部可见桃红或粉红鱼肉样肿物。彩色多普勒超声显示病变中低内回声、血流较丰富。CT显示眶颞上区均质性肿物，边界清楚，常随眶骨或眼球形状塑形生长。可伴全身症状体征。局部病变活检病理检查显示为良性反应性淋巴细胞增生，多由成熟的淋巴细胞组成，瘤细胞核呈圆形或卵圆形，淋巴滤泡较为常见，局部有胶原结缔组织呈反应性增生。而淋巴瘤则为形态单一的不成熟淋巴细胞或明显异型的淋巴细胞组成的浸润性病变。细胞有较多、较大分裂核，较多多形核与核仁并存，缺淋巴滤泡。

3.治疗

对反应性淋巴细胞增生给予肾上腺皮质激素治疗，辅以外放射治疗；恶性淋巴瘤患者需化疗外加放射治疗。

（二）绿色瘤与白血病

白血病是儿童最常见的恶性肿瘤，位居儿童恶性肿瘤的首位，由造血系统非成熟细胞过分增生引起。侵犯眼眶者多为急性粒细胞性白血病，由于白血细胞在眶骨膜下及眶内软组织浸润所致，多发生于急性骨髓性白血病的粒细胞肉瘤型，由于肿瘤内含有骨髓性过氧化酶，肉眼观察时肿瘤呈淡绿色，故称为绿色瘤，又称骨髓肉瘤。

1.临床表现

多发生于儿童及青少年，男多于女，主要表现为局限性粒细胞浸润眼眶骨膜或眶内组织而致眶外上方局部肿物隆起或眼球突出，可单侧或双侧同时受累，肿物质硬、不能活动，伴有眼睑肿胀或球结膜水肿，眼球运动受限，双侧受累时可显现"青蛙"样面容，眼底检查部分患者可有白血病眼底改变（视网膜贫血，呈青灰色，Roth斑及出血灶）。部分患者可有低热、出血倾向表现。全身肝脾、淋巴结肿大，眼眶CT检查常见显示双侧眼眶外上方较大、边界清楚、密度均匀肿块。

2.诊断

根据患儿临床表现、血象、骨髓检查及眼眶CT扫描所见诊断。

4.鉴别诊断

需与其他儿童时期发生的恶性淋巴瘤、横纹肌肉瘤、神经母细胞瘤等相鉴别。儿童期发生眼眶肿瘤常需首先查外周血，排除绿色瘤，必要时行骨髓穿刺或活检确诊。恶性淋巴瘤可产生大量瘤细胞进入血液循环可致误诊。骨髓穿刺发现大量不成熟粒细胞存在即可确诊。

5.治疗

一经确诊应由儿科或血液病科予以全身化疗加肾上腺皮质激素治疗，可加放射治疗控制眼部症状。

（三）表皮样囊肿和皮样囊肿

1.表皮样囊肿

常见于眼睑和眉区，局限于眶内者比较少见。若是仅有表皮结构，不含皮肤附件者称之为表皮样囊肿。

（1）临床表现：可发生于任何年龄，病变常位于眶前外上或内上区表现为可触及的眼睑肿块，常常缓慢发展，眼球向前下方突出移位。

眼眶CT显示眼眶外上或内上方占位性病变。边界清楚，密度不均匀内有低密度区，常伴有部分眶骨缺损或骨质侵蚀。B型超声检查病变区边界清楚，内有低或无回声区。

（2）治疗：大多数位于眼眶前部者，可前路开眶切除，术中需把囊肿内容与包膜一起完全切除，并避免囊肿内容物溢出或残留在眼眶周围组织。

2.眼眶皮样囊肿

是囊壁内含有皮肤附件如毛发、皮脂腺、泪腺等的囊肿。

（1）临床表现：皮样囊肿一般可起自颅骨缝或额颞缝或眶上缘等处生长，位于眶缘者表现局部隆起，边界清楚，可扪及半圆形或圆形肿物，有波动感，无压痛，肿物较大者可见眼眶形状改变及眼球突出。若囊肿溃破，可继发炎症反应，局部红肿压痛等。

（2）诊断：眼眶CT及B超检查结果显示明显的囊肿特征和眶骨改变有助于明确诊断。

第四节　泪道功能不全

泪道功能不全是指没有器质性阻塞的泪液引流不畅，即冲洗泪道畅通而有溢泪的情况。主要是泪液的引流功能即泪泵作用不全所致，多见于眼轮匝肌麻痹或因疾病、年老而松弛，使泪泵功能被破坏，虽然泪道通畅，也不能正常的将泪液引流排至鼻腔，故称为"无张力性溢泪"或"功能性溢泪"。

一、泪点功能不全

下泪点要在泪湖处接触眼球，才能保证泪液引流；若眼睑位置异常，如下睑睑外翻，泪点离开泪湖，泪液就不能经泪小管的毛细管作用吸入泪道。临床上主要表现溢泪和原发疾病的症状。

（一）病因

造成泪点外翻的原因很多，主要有：眼轮匝肌无力、老年性眼睑松弛、眶部眼轮匝肌痉挛、面神经麻痹以及眼睑皮肤瘢痕所致的睑外翻，还有结膜或泪阜肥厚、先天性泪点异位等。下睑皮炎亦可引起睑外翻。溢泪的刺激又加重皮炎而形成恶性循环。

（二）治疗

首先应是去除病因，眼睑肌力弱者，可作肌肉收缩的锻炼，但多数患者需手术治疗。如由于泪阜或结膜肥厚，可手术切除或电凝使之收缩。如由于下睑内侧段轻度外翻，可在泪点后约2.5mm处，平行于睑缘切除长8mm、宽3~5mm的梭形睑结膜片以矫正之；或将泪小管垂直部的后壁切除，使成一沟下达泪湖。如果睑外翻严重，则需作眼睑成形手术，如为瘢痕性者，切除瘢痕后用转位皮瓣或游离皮瓣进行修复。

二、泪囊功能不全

（一）病因

眼轮匝肌的收缩与松弛具有推动排泪的功能。当眼轮匝肌软弱或麻痹，或者泪囊瘢痕挛缩无张力时，排泪功能消失，而引起功能性溢泪。泪囊壁因炎症或肿瘤增厚，同样也可引起溢泪，最好采用泪道造影和核素泪道造影发现泪囊的问题明确诊断。

（二）治疗

可采用泪囊鼻腔吻合术或激光泪道成形术，术后由于泪液的重力和吸气的吸力引流泪液。

三、鼻泪管瓣膜功能不全

鼻泪管下端进入鼻腔处有Hasner黏膜瓣，其功能是阻止鼻腔中的空气窜流入泪囊和结膜瓣。当瓣膜关闭不全时，鼻腔中的气体和分泌物，在捏鼻时空气从泪点吹出发嘶嘶声，并可形成泪囊炎和气肿；鼻出血时，血液可经泪道室结膜囊出现"血泪"。由于瓣膜功能不全，逐渐使泪囊扩张，囊壁弹性消失，影响了泪囊泵的作用而发生溢泪。泪囊气肿可行泪囊鼻腔吻合术治疗。

第五节 泪道狭窄或阻塞

泪道阻塞常发生在泪点、泪小管、泪囊与鼻泪管交界处以及鼻泪管下口。主要症状为溢泪。其病变及检查方法，前文已有一些论述，现综合讨论其治疗方法。

一、泪点狭窄或阻塞

（一）病因

可以是先天性的，也可由于创伤、烧伤或炎症后瘢痕组织形成所致。泪点本身阻塞的诊断容易明确，但其以下部位是否通畅却不知道，可通过由结膜囊内侧穿刺注射液体到泪囊内，如果液体能进入鼻腔，则表示下泪道通畅。

（二）治疗

轻度狭窄可用泪管扩张器重复扩张来解决。如不能维持通畅，可将泪小管垂直部的内壁切开，或切除一小三角片，亦可用环钻或咬切器切除一小片。

如泪点全闭锁，但在睑缘睫毛止端内侧约6.5mm处能见到微突起的白色小点，可由此处进泪管扩张器，如成功地进入泪小管，扩大后，可如前述作切开或切除。如完全不能见泪点的痕迹，还可以从泪囊侧切开泪囊，把探子送入泪小管，在睑缘结膜面相当于泪点处，如前述作切开或切除：还有用亚甲蓝加压注入泪囊以寻找泪小管的报告。切开或切除做成新开口后，常置入丝线、塑料管或硅胶管，经3周上皮覆盖后拆除。若不能找到泪小管，则要采用下面介绍的泪小管阻塞的治疗方法，重建结膜囊与泪囊或鼻腔的通道。

二、泪小管阻塞

即上泪道阻塞，很常见，通常发生在泪小管内侧段进入泪囊或泪总管处。

（一）病因

原因还不完全清楚，可能为先天畸形；泪小管炎黏膜肿胀或炎症后瘢痕形成；创伤，包括不适当的探通；泪道结石或异物；泪小管周围组织眼睑或结膜深部炎症病变引起的瘢痕等。长期使用糠甲碘也可引起此症。

（二）治疗

治疗方法很多，但效果不甚理想。对于确诊为泪小管阻塞，还要了解泪囊和鼻泪管是否通畅，才能有针对性地进行治疗。如有炎症，估计阻塞是由黏膜肿胀所致应先用抗生素加肾上腺素溶液滴眼或冲洗，必要时加探针扩张并逐步加大探针号码，有时可奏效。若阻塞为器质性，已有瘢痕形成，如范围小，又接近泪点者，可以作泪小管切开术。如为近泪囊的短段阻塞或泪总管阻塞，外段尚有8mm正常泪小管，可以切除阻塞部，将泪小管与泪囊作端侧吻合，管内置细聚乙烯管支持，保留12周。如合并鼻泪管阻塞，可同时作泪囊鼻腔吻合术，有时获得满意效果。如阻塞段很长，可以切除之，以结膜片做成上皮向内的黏膜管，内置尼龙线，重造泪小管（Stallard，1965年），但很难成功。如用小刀将阻塞切开，在重复扩探，效果亦常难持久。近年采用探通阻塞后，留置聚乙烯小管3~6个月，使阻塞部形成上皮管道，然后拔去聚乙烯管，可有一定疗效。置入材料还可以用硅胶管、尼龙线、丝线、硬膜外麻醉导管等。如果上下泪小管外端大部阻塞，必须从结膜囊另辟交通道。如泪囊以下正常，可作泪囊移植术，将泪囊底部游离，从泪湖切开结膜，将结膜与泪囊底部吻合（Stallard，1965年）；或用一颊黏膜管作桥吻合泪湖结膜与泪囊侧壁；或用静脉移植行结膜泪囊造口术（刘凯波，1989年）。如泪囊正常而鼻泪管有阻塞，可作结膜泪囊鼻腔吻合术，结膜鼻腔之间的通道可置入一聚乙烯或硅胶管（Carroll等，1973年），若将置管外面裹一薄层上皮向内的颊黏膜，效果更好。也可以从结膜泪湖部通过鼻泪管置入金属导管或聚乙烯管（郑保仁等，1965年），也有一定效果；随着20世纪末激光在泪道疾病中的应用，泪道激光成形术广泛应用于阻塞性泪道疾病，使用激光将阻塞的泪小管打通后再放置泪道支撑物，增加了治疗的成功率。但有时发生置管移位、肉芽增生或感染等并发症，齐鹤山（2001年）报告4例泪道留置胶管致泪小管息肉。此外，Bennett（1959年）报告作结膜上颌窦造口术以解除溢泪。

三、泪囊及鼻泪管阻塞

最常发生在泪囊与鼻泪管连接部位，病变遍及鼻泪管的大部或全部。

（一）病因

其原因有：
（1）先天畸形，主要发生在鼻泪管下口。
（2）外伤。
（3）泪囊炎或泪囊周围炎。
（4）泪囊或泪囊周围肿瘤。
（5）异物。
（6）骨鼻泪管阻塞，如Paget病。
（7）鼻部手术后瘢痕。

（二）治疗

1.探通置管
可采用重复探通并逐步增大探针以扩大鼻泪管的方法，此法自Bowman（1858年）以来为常用的方法，对少数轻度的或纤维蛋白性粘连阻塞有效，已有固定瘢痕则很难奏效。

探通切忌用暴力，否则会损伤鼻泪管黏膜造成假道，为细菌感染扩散开辟途径。探通后不要冲洗，特别不能加压冲洗，以免冲洗液外渗，引起泪道周围组织发炎。还要避免损伤泪点和泪小管，瘢痕形成会使泪小管阻塞，更增加治疗难度。因此2~3次扩探不成功时，再多次操作则有害无益。探通后放置支撑物如丝线、肠线、聚乙烯或硅胶管等，留置3~6个月使其形成通道，但仍难以维持远期疗效。也有采取逆行置管的方式治疗泪囊及鼻泪管阻塞。

2.阻塞切开

有多种阻塞切开的方法：特制刀切开、电解或电凝以及用激光切开，从上路或鼻内逆行切开阻塞等，效果均不满意。

3.鼻泪管义管手术

探通扩大鼻泪管后置入一内径1.5~3mm义管，其材料可以用金、银、铂合金、丙烯酸酯、硅胶等（王兆玺，1988年），有的效果良好。新的人工材料硅胶管、硬膜外麻醉导管、聚氨基甲酸乙酯管等，生物兼容性好，是目前常用的植入材料。

4.泪囊鼻腔吻合术

泪囊以下阻塞的最理想治疗方法应是泪囊鼻腔吻合术。而鼻内镜联合激光进行该手术，具有无皮肤切口、光线泪囊定位、操作精细、创伤小的优点。

5.激光泪道成形术

近年激光技术发展很快，利用Nd：YAG（波长1064nm）近红外光，由于它气化组织时对邻近组织损伤极小，术后瘢痕形成少。孙叙清（1994年）等首先用Nd：YAG激光作泪道成形术54例，65只眼，有效率97%。之后，陆续有十几篇报告，用激光击开泪小管、泪总管或鼻泪管的狭窄阻塞处，联合药物灌注，这种手术方法可恢复泪道的生理通道。

6.经泪道内镜泪道手术

泪道内镜的应用既可以了解泪道阻塞的病因、性质、部位和观察管腔黏膜的形态、病理情况，定位病变范围；又可在直视下同步治疗，使泪道疾病的诊断更加准确精细，手术方法选择目的性更强。黄渝侃等（2006年）应用泪道内镜经泪小点进入泪道系统，首先进行泪道检查，当探查过程中发现泪道阻塞段或狭窄段后，使用激光和微型电钻进行处理疏通，51眼泪道阻塞患者取得良好的效果。

第六节　泪道炎症

一、泪小管炎

一般感染性泪小管炎较少见，多由各种细菌、病毒、衣原体或真菌感染所致，最常见的原因是放线菌。

单独发炎者，多由于泪小管与泪囊交接部分或泪总管阻塞，结膜囊细菌下行感染所致。Kalt（1932年）描述多为滤泡性炎症，上皮下淋巴细胞和浆细胞成团的浸润，形成滤泡性泪小管炎。当泪小管部分阻塞时，症状多不明显，诊断较困难，常引起内眼手术后感染，应多加注意。

有慢性泪囊炎者，常上行感染引起泪小管炎。即使已摘除泪囊，感染也可能存在，压之可有少量分泌物溢出，内眼手术前应注意，必要时行泪小管切开并电灼。

泪小管内炎性物的聚积，可以使之扩张成黏液囊肿或脓肿，有波动，内侧睑缘肿胀，泪点突起。必须行泪点和泪小管切开术并滴用抗生素眼液治疗。

泪小管周围组织的炎症，也常常蔓延至泪小管，如睑腺炎、睑板腺囊肿、睑部丹毒、蜂窝织炎或脓肿等。

特殊类型泪小管炎有多种，较常见者有：

（一）沙眼性泪小管炎

22%的泪小管阻塞是由沙眼引起，在沙眼流行区较常见。感染直接从结膜下组织扩散至泪小管周围组织，这种情况Djacos（1950年）发现可高达37%。病理切片表现为泪小管黏膜及其周围组织淋巴细胞和浆细胞浸润，聚积成滤泡。脓性分泌物排入管腔，可以从泪点挤压出来。年久瘢痕组织形成，导致泪小管阻塞。Rubert（1932年）发现80%的沙眼患者1个或2个泪小管有不同程度的这种阻塞，因其周围腺样组织丰富，多发生在泪管总管周围，这种阻塞主要引起溢泪，也可以使泪小管扩张或感染形成脓肿。治疗上应用抗生素治疗沙眼和采用泪小管切开术。

（二）放线菌泪小管炎

多为Actinomyces　israelii所致，为一种丝状、革兰氏染色阳性的杆状体。常仅有一个泪小管受累，主要是下泪小管，病程特别缓慢，女性多于男性，大多数是成年人，以中老年人多见。表现为溢泪和细丝状分泌物，常伴有内眦部结膜炎，奇痒，早期冲洗泪小管通畅。继而泪小管周围肿胀，泪点口撅起，可挤压出乳油状或脓性分泌物，探针进入泪小管可触及凝结物。这种脆性凝结物即放线菌性固积体，是本病诊断的依据，细菌培养可以证实其病原体。治疗方法：彻底清除泪小管凝结物是治疗本病的重点：可用冲洗法或切开泪小管，清除凝结物。口服两性霉素B、制霉菌素，局部滴入或自泪小管注入2%两性霉素B。有时需要行鼻腔泪囊吻合术。

其他由于结核、病菌、真菌等所致泪小管炎则属少见。

二、泪囊炎

非特异性泪囊炎一般表现为慢性和急性两种，而以慢性最常见，急性泪囊炎常常是慢性泪囊炎的急性发作。

（1）发病情况：除新生儿泪囊炎由于特殊发育异常引起，前已述及以外，一般多发生在中年以后，老年多于儿童和青年，50岁发病率最高。性别倾向在新生儿无差异。成人泪囊炎则女性较多，占75%~80%，主要发生在老年女性患者，可能与女性的骨性鼻泪管管径较狭窄，鼻指数较大（鼻指数=鼻宽×100/鼻高）或者女性好哭而擤鼻少，泪液滞留有关。确切原因至今尚无定论。在种族方面，黑人较白人少。X线检查黑人的鼻泪管短而宽，腔隙较大。黄种人由于鼻指数较大，可能患泪囊炎较多。不少病例有遗传表现，为常染色体显性遗传，但也有变异而仅传给女性者。遗传因素主要影响组织结构的造型，如鼻泪管的大小、形状等，是泪囊炎的解剖基础。

（2）病因：泪囊炎常继发于邻近组织如结膜、鼻腔和鼻窦的炎症，或一些特殊感染如结核或梅毒等。原发于泪道系统者，原因不清楚。正常情况下，泪道黏膜完整，泪液引流通畅，泪液有一定的抗菌能力，泪囊不容易发生炎症。其中一个重要的诱发因素是下泪道阻塞所致的泪道内泪液潴留。开始时并不是器质性阻塞，而是由于鼻泪管黏膜暂时的充血水肿，而膜性鼻泪管居骨管内，黏膜的血管、淋巴管丰富，稍有肿胀即可造成阻塞，使泪囊内泪液潴留，易于细菌滋生，反过来因黏膜发生细菌感染，其炎症又加重了充血水肿，形成恶性循环；因此，炎症和阻塞可互为原因，相互影响。若细菌毒力不强，泪囊持续慢性炎症，最终形成鼻泪管固定性阻塞。如遇毒力强的细菌进入泪囊，即可引起急性发作，多数感染来自邻近的鼻腔、鼻窦或泪囊周围组织，还有多种因素影响这个过程。

①解剖因素：骨性鼻泪管的变异较多，有的比较狭窄。特别是鼻低平或面部狭窄者，其管径细小，黏膜稍有肿胀即可导致阻塞。发育时期鼻泪管管道发育不全或黏膜皱褶形成，管腔内径会太小，黏膜肿胀可使之完全阻塞。

②附近组织疾病的影响：鼻部的疾病如下鼻甲肥大或鼻中隔偏曲均可导致鼻泪管下端机械性阻塞；鼻腔的炎症如急性、血管神经性、增殖性或化脓性炎症等，感染既可直接扩散至泪道，也可刺激黏膜肿胀，引起鼻泪管下端阻塞；萎缩性鼻炎，其黏膜萎缩，鼻泪管下端扩大，感染可由此直接向上扩散；擤鼻时感染性分泌物更易进入鼻泪管，而引起泪囊炎。鼻窦与泪囊有密切的解剖关系，其炎症也是引起泪囊炎的重要原因，特别是筛窦，泪骨常气化为筛泡，骨薄如纸，甚至有陷窝相通，感染可由此直接扩散到泪囊，也可通过泪囊周围丰富的血管或淋巴管传播。

结膜感染向下扩散至泪囊者较少，除非是某些浸润性疾病，如沙眼等。

③全身性感染：如流行性感冒、猩红热、白喉、结核等，可能是通过血源性传播。

④泪液分泌过多和泪液的滞留：可使泪囊张力减弱，同时又是慢性激惹，泪囊壁抵抗力降低，易受细菌侵袭而发炎。

⑤异物：如从泪小点进入的睫毛或从鼻腔进入鼻泪管的异物亦可引起泪囊炎。

（一）慢性泪囊炎

1.分类

卡他性泪囊炎、黏液囊肿和慢性化脓性泪囊炎等几种。

（1）卡他性泪囊炎表现：为溢泪，与单纯泪道阻塞相似，伴有内眦性结膜充血和刺激症状，冲洗泪道有黏液分泌物由泪点反流，有时可部分通畅。

(2) 泪囊黏液囊肿：泪囊壁失去张力而扩张，分泌物在泪囊内聚积形成囊肿。在内眦韧带下方有一波动的突起，挤压时有胶冻样透明或乳白色的分泌物从泪小管反流或压入鼻腔。一旦因为炎症上下泪小管闭塞，囊肿将继续扩张，在皮下形成相当大的略呈蓝色的囊性肿块，但不与皮肤粘连。CT扫描显示泪囊区为一囊性占位病变，中低密度，因内侧为骨性结构病变多向眶内突出。

(3) 慢性化脓性泪囊炎：是由于滞留在泪囊内的分泌物聚积，细菌繁殖引起泪囊壁炎症。分泌物初为黏液性，以后变成脓性，压迫泪囊区时有黄色黏稠脓液反流，且经常排入结膜囊，成为感染源。慢性泪囊炎可由急性泪囊炎演变而来，也可以反复急性发作。慢性泪囊炎的囊壁由于慢性炎症而增厚，加之脓液聚积，囊壁扩张，形成类似黏液囊肿的化脓性囊肿。脓性分泌物排入结膜囊，引起结膜炎和湿疹性睑缘炎。

以上各种类型的慢性炎症都不会自行痊愈，且任何时候都有可能急性发作。无论黏液囊肿或化脓性囊肿多可以与筛窦沟通，形成筛窦泪囊瘘，当分泌物经筛窦从鼻腔排出，囊肿可缩小甚至消失，症状减轻，有如鼻腔引流手术一样的效果。

2.诊断

慢性泪囊炎的诊断，只要有溢泪并有黏液或脓性分泌物反流，其诊断是容易的。反流分泌物少时则难以与单纯泪道狭窄相区别。单侧顽固性结膜炎应当疑有慢性泪囊炎的存在。

泪囊黏液囊肿应与肿瘤、结核、梅毒等相鉴别，影像学检查（CT、MRI）、手术探查和活体组织检查可鉴别。内眦部的皮样囊肿和皮脂腺囊肿一般较表浅，且泪道通畅。筛窦或额窦囊肿位置多在内眦韧带上方，CT、MRI和鼻部检查可明确诊断。

3.并发症

慢性泪囊炎由于脓液聚积，其中常有毒力强的细菌滋生，特别是肺炎链球菌和溶血性链球菌容易繁殖。脓液经常排入结膜囊，导致慢性结膜发生；当角膜轻微外伤，或进行内眼手术，会引起匐行性角膜溃疡或化脓性眼内炎。因为这种潜在危险的存在，所以必须及时治疗慢性泪囊炎。内眼手术前也应常规检查泪道情况，特别是有溢泪者，如有异常，术前应作鼻内引流手术或摘除泪囊，在急症行内眼手术时，应将上下泪点电凝暂时封闭。慢性泪囊炎的黏脓性分泌物不能排泄时，细菌繁殖，侵犯囊壁及周围组织，引起化脓性泪囊炎及局部蜂窝织炎，临床出现眶内下部疼痛充血水肿，按急性化脓性炎症处理。

4.病理

慢性发炎的泪囊，囊壁纤维化、变厚，可达正常者的2~3倍，囊腔极度缩小；但扩大成黏液囊肿时，囊壁极度变薄。黏膜粗糙呈绒状，皱褶增多，肉芽组织或息肉可充满囊腔或在泪囊下端引起完全阻塞。

黏膜下组织大量炎性细胞浸润，因急、慢性程度不同其细胞成分各异。急性期为多形核白细胞和淋巴细胞；较慢性期为单核细胞、嗜酸性细胞、浆细胞和上皮样细胞；病程长者则有成纤维细胞。黏膜下的弹性组织被纤维组织代替，瘢痕组织形成，囊腔缩小，泪囊与鼻泪管连接处为纤维索状闭塞。

泪囊瘘管黏膜面为复层上皮，与皮肤表皮相连续，瘘管周围大量浆细胞浸润，瘘管早期排出脓液，久之，急性炎症消退则转变为水样液。

非特异性泪囊炎的主要细菌是肺炎链球菌，其次是葡萄球菌、大肠埃希菌和摩拉克菌，少数为铜绿假单胞菌或淋病双球菌。

5.治疗

除去泪囊感染灶，建立鼻内引流道，仍是现代治疗的基本原则。

（1）药物治疗：局部滴用各种抗生素眼液，每日3~4次，滴药前挤压排空泪囊内分泌物，药液才能被吸入泪囊；全身应用磺胺类药物或抗生素，经一段时间的治疗，脓性分泌物可以消失，但不能解除阻塞和潴留，这只能作为手术前的准备。

（2）冲洗泪道：为了彻底清除脓性或黏液性分泌物，加强药物疗效，可以用生理盐水冲洗泪囊，脓液冲洗干净后，再注入0.3~0.5ml抗生素。Dayal（1962年）采用抗生素、肾上腺皮质激素和溶纤维素混合液冲洗，其作用可以抗感染、抗炎、软化粘连，对于早期尚无固定形成瘢痕的阻塞可以有较好的疗效。

（3）泪道扩探术：经过上述治疗，冲洗无脓性分泌物后，可试行扩探术。同时鼻内滴用抗生素和麻黄碱液，对于膜性阻塞或纤维蛋白性阻塞，可望获效。探通2~3次无效者，应考虑手术治疗。

（4）泪囊摘除术：为了祛除脓性泪囊病灶，早在第一世纪Celsus就施行切除术；Berlin（1868年）以后极为普遍。

直至20世纪初，泪囊鼻腔吻合术发展完善，慢性泪囊炎一般都采用泪囊鼻腔吻合术治疗。但在泪囊结核、泪囊肿瘤疑为恶性者或严重角膜溃疡、急性青光眼、眼球外伤等需继续进行内眼手术时，仍有做泪囊摘除术的必要。手术时应将泪囊完整分离，特别注意将泪囊底部、泪囊与泪总（小）管连接部和泪囊下端切除干净。鼻泪管全长直至鼻腔要刮除黏膜。一旦有病变的黏膜遗留，还会复发、化脓或形成瘘管。泪囊摘除后，不再有脓液排入结膜囊，刺激减少，流泪症状大为减轻，患者经过数周即可习惯，故仍不失为一个有价值的手术。有学者为了皮肤不留瘢痕，把切口作在内眦皮肤与黏膜交界处，从上泪点到下泪点切开，但暴露手术野稍窄，操作比较困难。

（5）泪囊鼻腔吻合术：鼻内引流术：采用泪囊鼻腔吻合术（DCR）重建泪囊至鼻腔的引流道，既祛除了化脓病灶，又解除了溢泪，是最理想的治疗方法。近代的泪囊鼻腔吻合术由Toti（1904年）首创，其方法是在泪囊凹作骨孔，切除相应的鼻黏膜和泪囊内侧壁，使泪囊与鼻腔相通。以后经过许多学者改进，逐步完善，到Dupuy、Dutemps和Bourguet（1921年）时基本定型。制造骨孔，切开泪囊和鼻黏膜并紧密吻合覆盖新通道创面，极大地提高了新造孔道畅通的可能性，成功率达90%以上。手术操作技术有多种，特别表现在制作骨孔和缝合黏膜方面，现在普遍使用的方法，无论外路DCR还是内路DCR都是在此基础上的改进和完善。

（二）急性泪囊炎

1.病因及临床表现

急性泪囊炎是由于毒力强的细菌如链球菌或混合肺炎链球菌等感染所致。多为慢性泪囊炎的急性发作，也可以无溢泪史而突然发生。

泪囊区红、肿、热、痛，肿胀蔓延到鼻根部，并沿下睑影响到同侧颊部。疼痛放射至额部及牙齿，局部压痛明显。同侧耳前淋巴结肿大，周身不适。由于泪小管黏膜肿胀至管腔闭塞，常无脓液回流。此时若得到适当治疗，炎症可以消退；若形成脓肿，可自行排入结膜囊，或破入筛窦而排入鼻腔，形成筛窦泪囊内瘘。急性泪囊炎若未得及时治疗，炎症扩散到泪囊周围组织，引起泪囊周围蜂窝织炎，局部红肿疼痛加剧，皮肤状似丹毒，眼睑结膜高度水肿而不能睁眼。耳前淋巴结甚至颌下淋巴结肿大，全身症状明显，体温升高。数日后脓肿形成，有波动，若破溃则形成泪囊瘘，位置常在内眦韧带下方，早期排出脓液，随着引流作用，炎症逐渐消退，分泌物变为水性，瘘管永久存留。如瘘管自行封闭，将再次急性发作，待到再度破溃，炎症方能消退。最后必须切除瘘管并作泪囊摘除或泪囊鼻腔吻合术。

另外，尚有急性泪囊周围炎，泪囊本身正常，感染从邻近组织扩散至泪囊周围组织。常来自筛窦，也可是上颌窦或额窦。红肿等体征与急性泪囊炎引起者相似，但多向眶下缘或面部延伸，若为链球菌感染，则更像丹毒，耳前淋巴结及下颌淋巴结肿大。此时冲洗泪道通畅。化脓后常在远离内眦的眶下缘穿破，瘘管愈合后较少复发。

2.诊断

急性泪囊炎应与内眦部疖肿、皮脂腺囊肿继发感染、丹毒、骨膜炎等相区别。犬齿脓肿常引起上颌骨骨膜炎而与急性泪囊周围炎相似。筛窦和额窦急性炎症常累及内眦区域，但是肿胀和压痛区常居内眦韧带上方，且泪道通畅。鼻窦X线和CT扫描更能明确诊断。

急性泪囊炎常并发急性结膜炎，边缘性角膜溃疡等，若为肺炎链球菌感染，会引起匐行性角膜溃疡。若为溶血性链球菌，感染扩散至泪囊周围组织时，可导致面部丹毒；向后可引起化脓性筛窦炎。也可扩散到眼眶而引起眶蜂窝织炎、全眼球炎，甚至进入颅内引起脑膜炎而致死亡。

3.治疗

急性泪囊炎早期，局部和全身用抗生素、热敷等，一部分病例可望消散。若已有脓，则需引流，可先试行收缩鼻黏膜，用小探针从泪小管引流，如成功，重复施行可望消散。如已形成脓肿，则需切开引流。待急性炎症完全消退以后，及早作鼻腔引流手术。在急性期中禁忌作此手术，因为会造成感染扩散，甚至危及生命。

（三）特殊型泪囊炎

1.沙眼性泪囊炎

原发性沙眼泪囊炎极少见。继发者多是沙眼病变沿结膜经泪小管蔓延至泪囊所致。典型病变是泪道黏膜有沙眼性滤泡（有上皮细胞生长中心），泪囊黏膜上皮内有沙眼包涵体。沙眼患者的泪道阻塞的发生率高于非沙眼患者，其比例约为15∶4。由于阻塞和潴留更易导致混合感染。溢泪和流脓等症状与一般慢性泪囊炎无异。由于沙眼病变常使泪小管阻塞和泪囊高度缩小，恢复泪道功能更加困难，为祛除病灶，以施行泪囊摘除术和泪小管电凝术为宜。

2.结核性泪囊炎

不常见，也因为没有常规进行病理检查，使一些病例未能得到确诊。此病多发生于20岁以下的青年人，多见于女性。原发性结核性泪囊炎少见，曾有病例报告全身无任何结核灶者。继发性结核感染多来源于鼻腔、皮肤、结膜及邻近骨组织，以鼻腔狼疮蔓延而来者最多。Caboche（1907年）发现24例鼻腔结核中有13例累及泪道。临床表现除一般溢泪和流脓症状外，尚有耳前和颌下淋巴结肿大。黏膜增殖的泪囊壁可因干酪样坏死而形成冷脓肿，病变向周围组织扩展，可以破坏邻近骨组织和皮肤，导致典型的结核性瘘管形成。治疗上首先是全身抗结核和原发灶治疗，如果效果良好，根据泪囊本身和周围组织的情况，选择泪囊摘除术或鼻内引流术。

3.梅毒性泪囊炎

在梅毒性初疮和二期梅毒中该病均极为罕见。三期梅毒瘤较常见，在泪囊区形成软性有波动的肿块，生长较快，波及泪囊周围组织，破溃形成溃疡或瘘管，破坏骨组织时而致整个内眦部、眶内侧及鼻部下陷成一大腔洞。先天性梅毒性泪囊炎，多为双侧性，由鼻部畸形所致，特别是鞍鼻、骨部畸形，导致泪道阻塞而继发化脓性感染，多不是梅毒直接感染引起。治疗上以驱梅毒治疗为主，一般效果良好。全身治疗以后，对由于泪道阻塞引起的化脓性泪囊炎，可按非特异性泪囊炎的治疗原则治疗。

4.其他疾病

如麻风、白喉可以从鼻腔等蔓延至泪囊而引起相应的泪囊炎。各种真菌性泪囊炎也可以发生。寄生虫如蛔虫，可以经鼻腔进入泪囊；蝇蛆也可以从鼻腔或结膜囊进入泪囊而引起泪囊炎。

第七节　泪道肿瘤

据统计报告分析，泪道肿瘤绝大多数发生于泪囊，其次是泪小管，包括泪乳头。发生于鼻泪管的极少见，且多为鼻腔或鼻窦蔓延而来。从性质来分析，泪小管肿瘤以良性为多见，而泪囊肿瘤以恶性为多。

一、泪小管肿瘤

（一）泪小管良性肿瘤

泪小管内的良性肿瘤，以发病率排列为乳头状瘤（约70%）、血管瘤、息肉及良性黑色素瘤（痣）。其中黑色素瘤极为罕见，泪小管息肉也甚少见。最常见的乳头状瘤常可发现在泪小管内黏膜上有一蒂，肿物表面菜花状，呈粉红色，较柔软。开始时为溢泪症状，患者往往有过多次接受泪小管探通或冲洗的历史，而加压冲洗往往是通畅的，这些机械性刺激常加速肿瘤的生长。随着肿瘤的生长，可见到泪小管部睑缘肿胀，可触及肿物，进而在泪道口内见到粉红色肿物，甚至突出泪小管口外。间歇冲洗时可有黏脓性分泌物流出。泪小管血管瘤的发病过程与乳头状瘤相似，只是肿瘤的表面光滑、色红，偶有自发破裂而出血，如眼泪一样流出睑裂，误认为是"血泪"。

1.诊断

首先应与恶性肿瘤区别，恶性者进行速度较快，瘤体不完整，周围浸润明显，可有溃疡。一般不作活组织病理学检查，而是在手术切下肿物后作病理学检查。

2.治疗

以手术治疗为主。手术中一方面要尽可能完整地摘除肿物，另一方面，又要尽可能保护好泪小管，防止术后出现瘢痕性狭窄，造成泪道阻塞。手术方法为从泪小管的结膜侧切开后取出肿物，肿物附着的基底部应切除干净。肿物送病理组织学检查。

（二）泪小点及其周围的良性肿瘤

包括泪小点附近结膜、皮肤、泪阜及半月皱襞上的乳头状瘤。其次为良性黑色素瘤（痣），而泪阜及半月皱襞上以黑色素瘤较多见。此外还有泪阜皮脂腺瘤的报告。

1.诊断

乳头状瘤的外观粉红色、有蒂，黑色素瘤较为扁平、表面光滑，一般没有浸润和表面溃疡。

2.治疗

以手术治疗为主。泪点周围肿瘤的手术都要注意保护好泪小点，如肿瘤在泪小点上，在切除肿瘤的同时或择期施行泪小点成形手术。

（三）泪小管的恶性肿瘤

除极少数上皮癌，是由乳头状瘤恶变发生者外，其余恶性肿瘤多数由邻近组织结构蔓延而来，如下睑的皮肤、结膜、泪阜上的肿瘤，均可扩展到泪小管。有的肿瘤起源于泪小点附近，例如睑缘的黑色素瘤和上皮癌等。

所有泪小管肿瘤都有溢泪症状，但早期冲洗往往是通畅的。

1.诊断

根据病史、症状和局部所见，诊断泪小管肿瘤不难，难的是区别良性还是恶性。因为两者手术切除范围不一样，必要时需行活组织病理学检查加以区别。

2.治疗

对于泪小管的恶性肿瘤，一般不适合作单纯肿瘤切除（参见泪囊恶性肿瘤的治疗）。

二、泪囊肿瘤

（一）泪囊良性肿瘤

泪囊的良性肿瘤相对较少。主要有：泪囊囊肿、乳头状瘤、多形性腺瘤、纤维瘤、肌母细胞瘤、息肉、毛细血管瘤、良性黑色素瘤（痣）等。其中以囊肿和乳头状瘤为多见。泪囊囊肿实为鼻泪管和泪小管同时阻塞或狭窄后，泪囊黏膜本身分泌的黏液不能排出，逐渐扩大所致；患者多无痛苦。而乳头状瘤往往出现在长期的慢性泪囊炎或黏膜外伤后。泪囊内息肉的产生常伴有鼻息肉或过敏性鼻腔疾患。泪囊乳头状瘤有两类，一类向囊腔突出，占据内腔；一类在囊壁内生长，后者有40%发现有早期恶变倾向。

1.诊断

泪囊肿瘤的一个重要特点是泪囊部肿胀，因而首先应与泪囊炎相区别；因所有肿瘤的病程都比较长，没有急性炎症现象，故易与急性泪囊炎区别。慢性泪囊炎通过泪道冲洗和挤压便可诊断，因为泪囊炎在挤出脓，液后就瘪陷，囊性肿物消失，而肿瘤则不能。

所有的良性肿瘤的肿胀部位在内眦韧带的下部。用手指按压试验，囊肿有弹性和波动感，其表面光滑；纤维瘤和肌母细胞瘤，按压感是实质性的；乳头状瘤按摩后可稍缩小。

2.治疗

以手术治疗为主。小的泪囊囊肿，如果泪小管及鼻腔正常，可施行泪小管泪囊鼻腔吻合术，大的囊肿应施行囊肿摘除，以后考虑泪道重建手术。其他泪囊肿瘤都应与泪囊一起摘除，以防止可能的恶性肿瘤治疗不彻底。待肿瘤摘除后半年再考虑做泪道重建术，或其他的减少泪液分泌的手术。

（二）泪囊恶性肿瘤

恶性肿瘤发生于泪囊者远较泪小管为多，不管发生于哪一部位，溢泪是一共同症状，但其程度及溢泪时间取决于肿瘤的生长时间和速度。

原发性泪道恶性肿瘤，大体可分为三个时期：初期肿瘤很小，常不能发现。泪道内有炎症，甚至溢脓，炎症可为肿瘤的原因，也可为其结果，局部无明显肿胀。第二期局部肿胀。可触及肿物，通常为圆形，质地较硬，但冲洗可能仍通畅，没有疼痛，时间可持续1年或稍长；第三期肿瘤扩展期。与皮肤粘连，甚至出现溃疡，还可侵犯骨骼、鼻腔和鼻窦，可向耳前、颌下和颈部淋巴结转移。

肿瘤类型有：来自上皮的鳞状细胞癌、基底细胞癌、腺癌、未分化癌、黏液表皮样癌、腺样囊性癌；来源于中胚叶的有纤维肉瘤、网状细胞肉瘤、淋巴瘤、纤维组织细瘤、横纹肌瘤及淋巴系统的其他恶性肿瘤；此外，偶尔可见到恶性黑色素瘤、血管外皮瘤、内皮细胞瘤和恶性肉芽，其中恶性淋巴瘤和恶性黑色素瘤预后常不良。Valenzuela等（2008年）报道对1990～2004年的37例泪道肿瘤病例进行临床分析，其中2/3的泪道肿瘤为上皮性的，主要是恶性肿瘤占38%，其次为乳突状瘤占27%，淋巴瘤为非上皮性恶性肿瘤中最常见的，占30%。男性常见上皮性肿瘤占87%，女性常见淋巴瘤占57%。

这些肿瘤，可为原发性的，也可为转移性肿瘤，或者由良性肿瘤恶变而来。特别是上皮癌，在周围组织患有同样肿瘤时，很难判断是原发于泪道向周围扩散蔓延，还是原发于他处向泪道转移的。鼻窦的恶性肿瘤是泪道肿瘤的常见来源。

泪囊的恶性肿瘤虽不多见，如不及时治疗，常常可扩散蔓延到泪囊外的其他周围组织，例如鼻窦、鼻腔和眼眶。常因此而难以确定何为原发部位。同样，邻近的结膜、睑板、皮肤癌也常侵犯泪囊。

1.临床症状

初期症状有溢泪、慢性泪囊炎和泪囊部肿胀。早期行泪道冲洗是通畅的，可持续数月。发展越慢，泪道通畅的持续时间越长，较晚期出现泪囊部皮肤浸润，酷似炎症，但并不像急性泪囊炎那样严重。如先阻塞鼻泪管，常伴发慢性泪囊炎。泪囊肿瘤一般无疼痛，按压肿块时可发现质地较硬，但这不是肿瘤本身的硬度，而是肿物使泪囊深筋膜张力增加之故。按摩不能使其缩小，按压力量较大时可有疼痛。与良性肿瘤不同，泪囊的恶性肿瘤可侵犯到内眦韧带以上，极少数泪囊肿瘤可经泪小管达泪小点开口处，肉眼可以看到。

大部分泪囊区肿瘤在疾病初期即有症状，后逐渐加重。一般来讲，良性肿瘤的病程长，年龄分布也宽。Ryan和Font（1973年）统计发现良性乳头状瘤分布于9~99岁，而恶性肿瘤则以40~75岁的中老年最多。

2.诊断

手术前的诊断对选择手术和治疗方法很重要，虽然有些恶性肿瘤要等到病检报告才明确诊断，但下列诊断措施仍是有用的。

（1）病史：恶性肿瘤的病程相对短些，发展速度较快。

（2）肿块必须与炎症相鉴别：慢性泪囊炎和良性肿瘤很少越过内眦韧带；急性炎症虽可波及内眦韧带以上部分，但应有明显的急性炎症表现。

（3）肿瘤和慢性泪囊炎的主要区别：不仅是按压时感觉不一样，而且不会因按摩而缩小。

（4）影像学检查：进行影像学检查（包括超声检查、CT和MRI等）可帮助诊断。CT扫描可显示泪囊区占位病变，明确肿瘤的来源和范围。对早期肿瘤可帮助判断部位。对晚期病变，有助于判断向周围扩散的程度，或确诊是否为鼻腔肿瘤侵犯泪道。及时行泪道造影检查可早期发现肿瘤的存在。

3.治疗

泪囊恶性肿瘤的治疗取决于肿瘤的类型：是原发的，还是继发的；是否扩散蔓延，其大小和位置。原发性的肿瘤，要打开泪囊才能做出诊断，甚至组织病理学检查后才明确诊断。也就是说，在明确诊断前需先进行手术（包括活检）。一旦诊断明确，应针对不同的肿瘤进行治疗。

（1）放射治疗：许多肿瘤手术后要作放射治疗，有些扩散范围较大而不适宜手术者，可直接作放射治疗。例如淋巴瘤、鳞状细胞癌、未分化癌，即使做了手术，也应放射治疗，必要时配合化学药物治疗。

（2）化学药物治疗：凡手术不能彻底切除的肿瘤，或在放射治疗后配合适当的化疗是十分必要的，化疗应使用对肿瘤敏感的药物（参考肿瘤化疗专著）。

（3）手术治疗：对小而恶性程度低的肿瘤可行手术切除。如患者年龄大或健康状况差，不适宜大剂量放疗和化疗者，应首先考虑手术切除，并充分烧灼其基底部。对未扩散到泪囊外的肿瘤，应连泪囊一起摘除，并且要尽量切到鼻泪管上口，以免肿瘤组织残留，手术后还需清除干净所有可疑组织。如已侵犯到眼眶深部者，应做眶内容摘除，并切除眶内侧壁。已侵犯鼻窦或由鼻窦蔓延而来的肿瘤，应配合鼻科进行广泛切除后辅以放疗和化疗，但这些肿瘤的预后不佳。

4.冷冻治疗

在泪阜或泪点外的任何小的新生物，可用冷冻治疗，通常用液态氮。冷冻时既要彻底，又要保护好周围组织。

第八节　泪道手术

泪道疾病是眼科常见病，病因包括泪道先天性发育异常、炎症、外伤、肿瘤等，其中以泪道阻塞性疾病最为多见。近年来，随着诊疗技术的进步，尤其是内镜技术、激光技术、医用材料及器械、医疗设备的不断发展、完善和更新，泪道疾病的治疗有了突飞猛进的发展，现代泪道手术有了更加微创化、多样化、综合化、个体化的特点。根据病变的轻重和阻塞部位及性质不同，泪道阻塞性疾病的手术路径可以分为以下三类：

（1）原道手术。

（2）改道手术。

（3）旁道手术。

一、术前准备及麻醉方法

（一）术前准备

术前给必要的镇定药物及止血药物应用。结膜囊及泪道冲洗，鼻内镜手术前应剪鼻毛。根据手术需要准备特殊的手术器械，如鼻内镜、泪道内镜、激光机、吸引器等。

（二）麻醉方法

实施泪道手术，根据手术类型、时间长短及患者自身情况可以选择表面麻醉、局部浸润麻醉、神经阻滞麻醉或全身麻醉。

1.表面麻醉

包括1%丁卡因用于结膜囊表面，甲氧唑啉鼻腔喷雾或滴鼻；行鼻腔泪囊造口术者用浸有1%丁卡因及1:1000肾上腺素（或1%麻黄碱）纱条或棉片塞在中鼻道前端行鼻腔黏膜表面麻醉。

2.局部浸润麻醉

2%利多卡因及0.75%布比卡因1:1混合，加入适量肾上腺素，对手术区域直接浸润麻醉。

3.神经阻滞麻醉

常采用支配泪道区域的感觉神经的神经阻滞麻醉，包括筛前神经、滑车下神经、眶下神经。

4.全身麻醉

要求同其他手术，最好选用气管插管。

二、泪道激光成形术

激光用于泪道阻塞性疾病的治疗在临床上已经开展有十余年历史。通过柔软的光导纤维将激光传导进入泪道的腔道内，利用激光发射所产生的能量将泪道内阻塞物气化，从而达到疏通泪道的目的。

（一）激光器

目前临床应用于泪道的激光种类较多，如Nd:YAG激光、KTP激光、半导体激光、钬激光、铒激光等。前三种国内应用较多（表4-3）。

表4-3 国内常用泪道激光器的基本情况

激光类型	波长（nm）	工作方式	平均功率（W）	水吸收系数（cm⁻¹）
Nd:YAG	1064	脉冲	0~10	0.61
KTP	532	连续	0~8	0.00029
Ho:YAG	2100	脉冲	0~30	36
半导体	980	连续	0~10	0.5

注：水吸收系数越高表明激光越容易在水的液态环境中传输

1.Nd:YAG激光

Nd:YAG激光用于泪道手术时通常是以脉冲的方式来输出工作的，具有很高的峰值功率，激光能在极短的时间内将组织气化掉，同时将产生的热量在脉冲的间隙尽可能地释放，因而具有手术时间短、气化速度快的优点。但是由于它是高能的激光器，当激光能量太大时，组织就会因温度太高而产生碳化现象，因此为了避免在激光治疗的同时对周围组织产生太大的创伤，在手术时应该尽量使用低能量和低的工作频率，特别是对于泪点闭塞、泪小管阻塞的病例。

2.KTP激光

KTP激光是通过倍频晶体（KTP晶体）对连续的Nd：YAG激光进行倍频所产生的，应该叫倍频YAG激光或倍频532激光。它是一种可见的绿光，对组织具有较高的气化率，在激光泪道手术中运用较多。

3.Ho：YAG激光

Ho：YAG激光器具备Nd：YAG激光的优点和缺点，其波长为2100nm，最大的优点在于水对它的吸收很好，能很好地在水的液态环境中传播，加之也是脉冲输出，峰值功率高，气化率高且速度快，精确度高，对周围组织热损伤相对较小。但机器体积大、价格昂贵，较少运用于泪道手术。

4.半导体激光

半导体激光器是近年来运用于泪道的一种新型微型激光器。它是由半导体晶体管直接发光而成的，不需要任何其他配套的装置，也不需要冷却，因而机器体积小，使用方便，性能稳定。该激光器波长为980nm，与Nd：YAG激光器的波长（1064nm）比较接近，组织穿透率强，能很好地对组织进行气化，因此适于泪道手术。但对比较坚硬的组织如骨组织进行气化时需要增加工作功率，应注意对周围组织的热损伤，尽量采用低能量操作。

以上四种激光器，各有优缺点，前三种激光器都是固体激光器，应该熟悉激光的基本特性，根据自身条件选择和应用不同种类的激光机。

泪道激光手术中另外一个很重要的问题就是光导纤维的使用。以上所述激光都可以用光纤传输。手术中所用的光纤为细圆柱形的石英光纤，柔软性好能弯曲，能很好地引导几百微米到几千微米波长的激光。泪道手术用的光纤其圆形石英层芯径由泪道本身腔管的直径所决定，范围为200~600nm（微米）。细的光纤进入狭长的泪道时，易折断、不易掌握方向，应使用配套的激光手柄及探针内使用，而直径为600nm的光纤有足够的坚韧性可以直接插入泪道进行工作。

（二）激光泪道成形联合泪道置管术

1.适应证和禁忌证

激光泪道成形联合泪道置管术适应于泪小管、泪总管及鼻泪管阻塞、慢性泪囊炎、泪囊鼻腔造口术复发及部分泪点闭锁的治疗。对泪道及其周围急性炎症、陈旧性泪道外伤及复合性眶骨折所致骨性泪道损伤、原因不明的泪囊肿物、鼻窦肿瘤术后、泪囊摘除术后及先天性泪道阙如者，应视为该手术的禁忌证。

2.术前准备

泪道冲洗，初步判断阻塞部位。泪道冲洗有较多脓性、黏液性分泌物者，需经抗生素眼药水点眼、冲洗或适当的全身用药，待分泌物减少后手术。运用不同直径泪道探针对泪道进行探查，可以初步了解泪道有无狭窄或阻塞以及阻塞的大致部位及程度。有条件者需行泪道影像学检查如泪道造影等，以进一步了解泪道阻塞情况。

准备并体外调试激光光斑大小及能量至待机状况，将手术用泪道探针与激光手柄连接，调整激光光纤长度，当光纤伸出计头外2~3mm时，固定光纤并检查有无滑动。

3.麻醉

成年人采取表面麻醉及局部浸润麻醉，小儿采取全身麻醉。

4.操作步骤

（1）患者取仰卧位，泪点扩张器将上、下泪小点充分扩张，用带针芯的泪道套管针自泪点缓慢进入泪道，遇阻力后稍后退，拔出针芯，冲洗清理泪道，并明确套管针在泪道内。

（2）将调整好长度的带手柄的激光光导纤维插入泪道探计内，连接探针与激光手柄并拧紧固定。将带激光的泪道探针缓慢向前移动，至有明显阻力时发射激光，边打边向前缓慢推进，有明显落空感时停止激射，退出激光纤维。

（3）用生理盐水冲洗清理泪道并确认是否通畅，如果通畅则结束激光，必要时可重复上述操作直至泪道通畅。

（4）激光泪道成形术一般均需联合泪道置管术，起到防止泪道粘连、支撑、扩张泪道的作用。根据泪道阻塞的部位及具体情况选择适当的泪道置管，结膜囊内涂抗生素眼膏，术眼遮盖。

5.术后处理及注意事项

术后常规抗生素眼药水点眼，每周行泪道冲洗。根据阻塞部位及程度、泪道置管的类型及术后泪道通畅的情况决定泪道取管的时间，一般可留管1~3个月。

由于激光的类型不同，所用能量不尽相同，原则上应该选择小功率重复发射或脉冲方式进行工作。在激光治疗过程中，光纤到达阻塞区有明显阻力时再行激光发射，避免空射。一旦探针有落空感，立即停止发射激光，以免造成泪道过度损伤或损伤其他组织。行泪小管或泪总管激光治疗时，应将眼睑固定好，使泪小管处于拉紧变直状态，以免形成假道。为避免激光热量通过金属的泪道探针传播损伤泪道及周围组织，将激光光纤头端伸出至探针外2~3mm时再行激光发射，并确保光纤固定，以免治疗中光纤滑动退回探针内造成热损伤。

三、鼻腔泪囊造口（吻合）术

鼻腔泪囊造口（吻合）术（DCR）是治疗成人鼻泪管阻塞及慢性泪囊炎的主要手术方式（见前述）。此手术废弃了原有已阻塞的鼻泪管，在泪囊与中鼻道之间制造骨孔，建立一个新的泪液引流通道，使泪液由上泪道直接进入鼻腔，从而解除了阻塞。此法效果确切，是一种经典的手术方式。根据手术路径不同，常见的有经皮外路泪囊鼻腔吻合术、鼻内镜下经鼻泪囊鼻腔造口术以及经泪小管泪囊鼻腔造口术。

（一）经皮外路泪囊鼻腔吻合术

1.适应证和禁忌证

适于各种类型慢性泪囊炎，鼻泪管阻塞与狭窄，而泪点与泪小管均正常，泪囊无明显纤维化挛缩者。合并泪总管阻塞者为相对适应证。对于泪囊区急性炎症，泪囊结核、泪囊及上颌窦恶性肿瘤者为禁忌证。患有高血压、心脏病及出血性疾病病史的老年患者及明显的鼻腔疾病者应谨慎手术。

2.手术步骤

（1）鼻腔填塞：中鼻道及中鼻甲前端填入蘸有1%丁卡因和1%麻黄碱的纱条或棉片。

（2）麻醉：泪点表面麻醉，2%利多卡因和0.75%布比卡因行眶下神经、滑车下神经、筛前神经阻滞麻醉。儿童及不配合者全麻下手术。

（3）切口：于内眦鼻侧3~5mm，在内眦韧带处，平行于泪前嵴行深达全层的皮肤切口，切口稍向颞侧弯曲呈弧形，长15~20mm（图1-1A）。

（4）暴露内眦韧带和泪前嵴：钝性分离皮下组织和肌肉层，置入泪囊撑开器，暴露内眦韧带和泪前嵴。可视术中情况及手术习惯决定是否切断内眦韧带，若需要断开者，建议在内眦韧带处作一标记缝线，术后须重新固定复位，以免引起内眦移位或畸形。

（5）暴露泪囊窝：在泪前嵴骨沿的鼻侧0.5~1mm处切开骨膜。骨膜剥离器紧贴骨面进行剥离，使泪囊连同骨膜一起离开泪囊窝。分离范围上至内眦韧带，下至鼻泪管入口处，后至泪后嵴。

（6）造骨孔：用闭合的小血管钳将泪囊窝下端内侧壁薄的骨板压破形成小孔，再将咬骨钳伸入骨孔向前方及上下端方向咬除周围骨质，形成一大小约10mm×15mm的卵圆形骨孔（图1-1B）。亦可根据自己熟悉的方法选择使用骨凿或电钻制作骨孔。

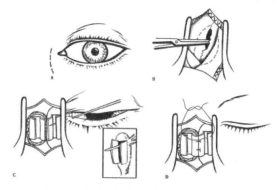

图1-1 经皮外路泪囊鼻腔吻合术

A.切开皮肤；B.制作骨孔；C.泪囊内侧壁及相应鼻黏膜作"工"形切开；

D.鼻黏膜与泪囊的前、后唇分别间断缝合。

（7）泪囊、鼻腔黏膜切开：泪小点插入泪道探针进入泪囊，将泪囊鼻侧壁顶起。在探针引导下用刀片在泪囊内侧壁作"工"形切开（图1-1C），使黏膜切口形成前后两页，并在骨窗内将鼻黏膜做相应的"工"形切开。需要强调的是必须将泪囊黏膜全层切开，如泪囊内有结石和肉芽等应完全祛除干净。

（8）泪囊鼻腔黏膜吻合：用6-0可吸收线将已切开的鼻黏膜与泪囊的前、后唇分别间断缝合2~3针，使两者吻合形成一黏膜管道（图1-1D）。如果鼻黏膜或泪囊黏膜吻合不良或同时伴泪小管、泪总管狭窄或阻塞者，为保证手术效果，可在吻合口或双泪小管-吻合口-鼻腔内放置相应的引流支撑管，遇出血明显者可于吻合口放置止血材料或行鼻腔填塞。

（9）冲洗泪道：用抗生素溶液冲洗泪道，证实通畅，清除吻合口及鼻腔内积血。

（10）关闭切口：如内眦韧带被切断，则要行内眦韧带复位。分层缝合肌肉、皮下组织、皮肤。

此法的优点是手术视野暴露充分，泪囊和鼻黏膜切开及吻合确切，无骨面及软组织暴露，是治疗鼻泪管阻塞及慢性泪囊炎的经典术式及"金标准"。主要缺点是颜面部遗留瘢痕以及眼轮匝肌部分损伤等。手术失败的主要原因是吻合口阻塞，导致泪囊炎复发。早期阻塞大多由于鼻黏膜水肿或吻合口术后继发出血形成凝血块阻塞。早期行泪道冲洗，鼻部滴麻黄碱，有利于吻合口开放。后期阻塞则大多由于吻合口肉芽增生、瘢痕形成、吻合口缩窄所致，可以2~3个月后再次手术，再手术时视情况可选择经鼻内路或经泪小管激光造口联合置管术。

（二）鼻内镜下经鼻泪囊鼻腔造口术

1.适应证

鼻内镜下经鼻泪囊鼻腔造口术的适应证同于经皮外路泪囊鼻腔吻合术。

2.手术步骤

（1）鼻腔填塞：鼻内镜直视下将蘸有1%丁卡因和1%麻黄碱的纱条或棉片填塞至鼻腔中鼻道及中鼻甲前端，收缩鼻黏膜并行鼻黏膜浸润麻醉。

（2）麻醉：同前。

（3）泪囊定位：准确的泪囊定位是手术成功的重要保障。

①体外投影定位法：以枪状镊伸入鼻腔，夹持鼻腔外侧壁，鼻外的尖端平内眦韧带上方，此时枪状镊鼻内尖端所处部位即为泪囊的大致位置。

②冷光源定位法：导光纤维由泪点进入泪囊，调暗鼻内镜光源。此时可在鼻腔外侧壁可见到光斑，上下轻滑动光纤头端，可初步了解泪囊大小。

③解剖标志定位法：泪囊的前界为上颌骨额突，后界为钩突，上界平中鼻甲附着处或其上5~8mm；钩突中部水平为泪囊下界。

（4）制作鼻腔外侧壁黏膜瓣：在鼻腔外侧壁，以钩突为后界，自中鼻甲前缘附着处作一以上方或后界为基底的10mm×15mm的"U"形鼻黏膜瓣，深达骨膜下，分离并翻转鼻黏膜瓣，暴露上颌骨额突、前部泪骨及颌泪缝。

（5）造骨孔

①可用电钻磨除泪囊内侧壁骨质，形成的骨孔，由此法形成的骨孔边缘光滑。

②用咬骨钳自颌泪缝向前咬除上颌骨额突，并逐渐咬除前部泪骨，形成骨孔。

③激光制作骨孔：鼻内镜直视下使用激光烧灼制作大小约10mm×15mm的卵圆形骨孔。由于热损伤较大而少用。

（6）泪囊切开：自泪点插入泪道探针进入泪囊，将泪囊内侧壁顶起，在探针引导下在泪囊内侧壁前缘弧形全层切开，形成一基底在后缘的泪囊黏膜瓣。

（7）泪囊鼻腔黏膜瓣处理：将泪囊黏膜瓣翻转向后，与钩突前缘鼻黏膜相贴。用银夹或用生物胶，或用可吸收止血材料填塞固定。为防止过多的骨质创面暴露，亦可将鼻黏膜瓣做分瓣处理后分别覆盖于骨孔的上、下、前缘。根据需要造瘘口可置不同类型支撑管，术后2个月左右拔除。

（三）经泪小管激光泪囊鼻腔造口术

1.适应证

同经皮外路泪囊鼻腔吻合术。

2.手术步骤

（1）鼻腔填塞：同前。

（2）麻醉：同前。

（3）操作：从上泪点插入激光光纤，进入泪囊并定位。鼻内镜直视下激发激光，气化泪囊内侧壁黏膜和前部泪骨及鼻黏膜，先形成一小孔进入鼻腔，随即逐渐向周围扩大形成大小约5mm×5mm的骨孔。硅胶管自上下泪点穿入，经过造孔处进入鼻内，再相互打结固定于鼻腔。此方法操作简单、出血少，但操作时应小心仔细并注意激光能量的选择，避免过多的热损伤。

四、泪道内镜下泪道微创成形术

近年来，随着内镜技术的迅速发展，泪道内镜在泪道病的诊断及治疗中得以应用并显现出其独有的优势和地位，被认为是泪道史上"里程碑式"的进步。微型泪道内镜通过微细的探头经泪点直接插入泪道，可以到达泪道的任何部位，通过摄像头及显示器的放大作用可以直接显示泪道的解剖结构及病理特征，直视下清楚地观察到泪道内的细小改变，如炎症、结石、外伤、异物、肿瘤、瘘管等，同时了解病变的性质、部位、病因及形态特征，获得病变部位的清晰图像并实时记录，可以根据泪道内镜的检查结果协助诊断，结合临床及患者情况制定个体化的泪道手术方案，并选择合适的病例实时或择期进行泪道内镜下的泪道微创手术，可以通过内镜的工作通道运用激光、微型电钻、环切刀等进行直视下的泪道内手术治疗，联合泪道置管术，手术成功率超过80%，且手术损伤小、时间短，是目前唯一能够在全程泪道内检查及治疗泪道疾病最微创的方法。

（一）泪道内镜

泪道内镜发展至今，已与眼内镜、鼻内镜三位一体，可以共用一个主机，各自配备不同的探头及手柄可以进行泪道内、眼内及鼻内的操作。泪道内镜的两通道探头内含有灌注通道及照明摄像通道，主要用于泪道的检查及小儿泪道手术。其三通道探头外径1.1mm，另含有一工作通道，可以通过活检钳行直视下取材，通过网篮行内镜直视下结石取出术。更可从工作通道放置激光光纤、微型电钻进行泪道内镜直视下的微创手术即泪道内镜下激光泪道成形术、泪道内镜下微钻泪道成形术。2009年，国内项楠在德国设计了一款内镜专用环切刀，与最新的套管式内镜手柄连接可以进行直视下的泪道病变的环切，由此创新了一种泪道内镜下新的手术方式即泪道内镜下泪道环切成形术。此套管式环切刀因而以其名字命名为"Nan-Cannular"。

（二）手术

泪道内镜下泪道微创成形术适应于上、下泪小管狭窄或阻塞；泪总管、鼻泪管狭窄或阻塞；泪道结石、皱襞、息肉及部分复发性泪道阻塞等。禁忌证有先天性或外伤等原因导致无泪点或泪点严重瘢痕化；眼睑、泪道急性化脓性炎症；外伤导致的泪道断裂或骨性泪道阻塞；泪囊萎缩、严重纤维化；已知的泪道或鼻腔恶性肿瘤等。一般采用局麻，包括结膜囊表面麻醉，鼻黏膜表面麻醉，筛前、眶下神经阻滞麻醉。儿童及不能耐受局麻的成人选择全麻下手术。

1.泪道内镜下激光泪道成形术（LEL-DP）

泪点扩张器扩张泪点，将三通道泪道内镜由泪点插入泪小管，边缓慢推进边间断行泪道内灌注。依次检查泪小管、泪囊、鼻泪管。当发现病变部位时，将激光光纤插入工作通道并在图像监视下将激光光纤伸出探头2~3mm，将光纤紧密接触阻塞物，调整适当的激光参数，在直视下边冲洗边进行激射，直至阻塞解除，冲洗通畅。

应注意操作时一定要先看清阻塞物并将光纤紧贴着阻塞物再进行激光，尽量使用较低能量，光纤需伸出探头顶端2~3mm后方能发射激光，当光纤头端有焦化的组织附着时，应及时退出并进行清理，以免激射时损伤内镜并引起热传导损伤周围组织。

2.泪道内镜下微钻泪道成形术（LEM-DP）

将直径为300nm的微型电动钻头安装于内镜的工作通道并进行调试。内镜头经泪小点进入泪道，在内镜直视下对准病变部位进行钻切，直至阻塞解除。在进行鼻泪管钻切时可轻微上下移动探头，顺时针或逆时针往返数次钻除病变组织，可以有效地祛除漂浮于泪道内的病变组织。微钻用于泪小管及泪总管阻塞时，应固定好眼睑，保持完全直视并图像清晰的情况下，间断接通微钻小心地进行点钻，以免由于电钻的惯性运动损伤泪道组织或形成假道。当阻塞部位钻通后，轻柔间断地冲洗泪道，以防压力过大致使周围组织肿胀。

3.泪道内镜下泪道环切术

适用于泪小管、泪总管阻塞，亦可用于鼻泪道阻塞、结石等。将套管式内镜的光纤插入Nan-Cannula的环切探头，伸出光纤使之头端与环状的刀刃平齐形成光滑的半球面，此状态下的环切刀无切割功能对泪道组织无丝毫损伤。直视下将探头缓慢插入泪道，此时可以获得清晰图像，当发现病变部位时，将光纤适当后退到套管式Nan-Cannula的环切探头内，此时其前端即成为锋利的环切刀，在直视下轻微的往复及旋转环切头，可以顺利准确地切除病变组织。将光纤还原到环切刀口并轻柔间断冲洗泪道，检查全程泪道，完成手术。

内镜下泪道微创成形术后一般均需要联合全泪道置管，采用0.62mm硅胶管行全泪道置管，并根据需要留置1~3个月。鼻泪道阻塞可视病情联合逆行置管术。

五、泪小管断裂修复术

泪小管断裂常由于直接锐器伤（刀伤、刺伤等）和钝器撕脱伤（拳击伤、跌伤、摩托车撞击伤等）引起，多见于男性及青少年。泪小管全长约10mm，水平部分长8mm，从起始部分开始约有6mm走行于浅层眼睑，之后转向深部与内眦韧带前束伴行，汇入泪总管或泪囊，因此泪小管裂伤常常合并有内侧眼睑以及内眦韧带前束断裂。一般而言，断端距离泪点越远，寻找越困难，手术修复难度也越大。

泪小管断裂的手术方法很多。治疗的基本原则是迅速而准确地进行泪道断裂的修复，恢复受损的泪道系统及眼睑的解剖完整性，为良好的功能恢复提供条件。目前泪小管断裂吻合的方法主要有：

（1）单纯吻合法。

（2）泪小管吻合联合泪道置管法，后者是目前公认有效及最佳的手术方法。

（一）断端的寻找方法

断端的寻找可采用直接法或间接法。直接法是指借助显微镜或者放大镜直接寻找断端；间接法是从健侧泪点注入水、亚甲蓝、空气等，通过注入物的溢出部位寻找断端的可能位置，或者利用猪尾探针从健侧泪小管进入泪囊，从另一泪小管鼻侧端顺势滑出寻找断端。新鲜泪小管断端呈淡粉色喇叭状，黏膜光滑且有光泽，与周围组织区别明显，只要熟悉泪小管的走行，几乎所有断端均可在显微镜直视下找到。

（二）泪道置管法

寻找到泪小管的两侧断端后，为防止泪道吻合后组织愈合过程中瘢痕收缩导致吻合口的缩窄甚至闭塞，应放置支撑管，可以起到支撑管壁、辅助断端愈合、促进管腔成形、巩固再通及塑型的作用，通常情况下留管时间2~3个月为宜。

1.双泪小管环形置管法（以下泪小管断裂为例）

将前端针孔处带有引线的猪尾巴式探针（Wrost探针）自上泪点插入上泪小管，依探针弧度轻旋转进入泪囊，再经下泪小管的鼻侧开口进入下泪小管，并依次由下泪小管的鼻侧断端、颞侧断端、下泪点穿出，引线套住硅胶管后，再经下泪点缓慢退入下泪小管、泪囊、上泪小管，最后由上泪点拉出，将硅胶管的两端缝扎在上下泪小点之间。这一方法手术成功率高，支撑管仅在双泪小管而未进入鼻泪管。

2.单泪小管鼻泪道置管法

将支撑管从泪点进入，穿过泪小管两断端，经泪囊到鼻泪管，从鼻腔穿出。将鼻腔中的硅胶管剪短，上方尾端用胶布贴敷或缝合固定于相应眼睑或面颊部，亦可做一球形膨大防止支撑管滑入泪道，或者将鼻腔穿出的硅胶管的一端与泪小点处的另一端打结。这种方法的优点是没有影响对侧正常泪小管，缺点是支撑管固定困难，容易滑脱，后一种打结方法虽然牢靠但影响患者外观。

3.双泪小管鼻泪道置管法

亦称全泪道置管法，将支撑管环形置于上下泪小管，两端由泪囊经鼻泪管引出并在鼻腔内打结固定。此种方式的置管不易脱管，兼具引流作用，且置管位置隐秘，仅可见到上下泪点之间的一小段透明的硅胶管，尤其适合上下泪小管均断裂的患者。硅胶管环远离角膜，基本上不引起角膜的擦伤。此方法操作相对复杂，但借助 Ritleng 泪道置管系统、Crawford 泪道引流管或记忆金属引导系统进行置管，可以减少手术操作步骤及时间。

4.Mini-Monoka 置管

用泪点扩张器扩张泪点，将 Mini-Monoka 硅胶管从损伤的泪小管一侧的泪点插入，将其从颞侧断端穿出，用探针确定鼻侧断端，再将硅胶管的另一端从鼻侧断端插入泪囊约接近鼻泪道处即完成。

（三）断端吻合方法

主要有两种吻合方式，即管壁吻合和管周吻合法。两种方法均可有效用于泪小管吻合，一般认为，浅层伤口断端距泪小点 <6mm 时，伤口张力小，暴露简便，可在显微镜下予 8-0 尼龙线或可吸收缝线直接吻合管壁，有助于伤口的精确对位。而断端距泪小点 >6mm，或者内眦撕脱伤、内眦带断裂者，应采用 6-0 尼龙线或可吸收缝线行管周吻合，管周至少缝合三针，其中一针需缝合在伤口底部即泪小管后面，以提供更大的组织牵引力，有助于恢复内眦形态，并可有效缓解伤口张力，使眼睑和眼球更好贴附，避免出现泪小点悬空的术后外观。良好的解剖复位是手术成功的保障。眼睑、内眦的损伤应尽可能地分层对位缝合及复位，缝合后需使眼睑重新与眼球良好贴附，避免出现泪点外翻及内眦畸形。内眦角正常形态的恢复，对于美容及防止术后溢泪尤其重要。

（四）陈旧性泪小管断裂处理

一般情况下，超过2周的泪小管断裂，如眼睑伤口已经缝合且已愈合良好可考虑3个月后进行二期处理。

泪小点、泪囊和鼻泪管损伤相对较为少见，应根据情况予以适当处理。泪点外伤为防止泪点狭窄及闭塞，必要时按泪小管断裂处理并予以置管。单纯开放性泪囊破裂，应进行良好的清创缝合及泪囊壁的修复，必要时放置支撑管。鼻泪管损伤往往是鼻眶筛骨折的结果，仅少数可能行一期修复及置管，严重外伤往往需要二期处理。

第九节　泪器病现状及存在问题

一、泪道疏通后的再阻塞问题

临床上，泪道疏通方法很多，常用的技术包括泪道探通术、激光泪道成形术、泪道高频电灼术。

（一）泪道探通的争论

早在1713年，首先由Anel报告泪道探通鼻泪管阻塞，操作方法简单，临床上应用广泛。但是，探通先天性鼻泪管阻塞的时机选择仍存在争议，临床报道不一。有对年龄在1个月～4岁患儿行泪道探通，1个月～1.0岁、1.0～1.5岁、1.5～2.0岁、2.0～3.0岁、3.0～4.0岁的各年龄组比较，治疗成功率的差异无统计学意义。也有研究表明：2岁以前实施探通手术，手术成功率更高。

泪道探通术治疗鼻泪管阻塞的效果不确定，研究表明，成人泪道疏通后流泪症状完全消失者占35%。有报告在泪道探通过程中使用丝裂霉素C，治疗后9个月时25%的患者流泪症状完全消失。临床上，单纯泪道探通后再阻塞的治疗多联合泪道置管术。如再次阻塞，需要进一步手术治疗。探通后再阻塞仍然是一个较为顽固的难题。

（二）激光泪道成形的争论

目前，激光泪道成形的方法不统一，如单纯激光泪道成形、联合不同眼膏的应用、联合泪道置管等，而且，在什么时机激光治疗、用什么眼膏、用眼膏的并发症，以及用什么类型的引流管、何时取出引流管等问题上，尚无临床共识。

已有大量文献报道，其治疗鼻泪管阻塞的短期成功率多在90%左右，但是，长期疗效都不令人满意。单纯泪道探通联合泪道置管与激光泪道成形联合泪道置管相比，临床选择上也存在争论，有待进一步研究。

（三）泪道高频电灼的争论

采用高频电烧灼炭化泪道，重建的鼻泪管内径比激光疏通的大，成功率高，而对不同部位的泪道阻塞应区别对待，如泪小管阻塞须谨慎选择。最近也有作者将该技术视为泪道阻塞治疗的第三种选择途径，寄予更大的期望，但是，要得到广泛认可，仍有大量的临床工作要做。争议的主要问题是，如何减少非病变部位，尤其是正常泪囊的伴随损伤。如果术后再阻塞，仍需要手术治疗。一旦泪囊损伤，增大了再次手术的难度。

二、泪道置管的改良与开发前景

(一) 泪道置管临床应用的争论

泪道疏通后进行泪道置管较为普遍。然而,泪囊鼻腔吻合术中是否泪道置管存在争议。有认为其适应证为:高危手术失败的慢性泪囊炎、泪囊硬化、黏膜状态(息肉、糜烂等)、术中出血等。而且,术后什么时间拔管尚待研究,有认为术后2月、2~4月、4月后拔管的各时间组之间的疗效无差异。拔管最佳时机取决于哪些因素,需要进一步研究。

1.双泪小管硅胶管插管术

丝裂霉素C能否提高双泪小管硅胶管插管术治疗鼻泪管阻塞的疗效,有待探讨。双泪小管硅胶管插管术的方式很多,其中Ritleng插管法是法国医生Ritleng在1996年首次报道的。双泪小管硅胶管插管术治疗鼻泪管阻塞最常见的并发症是泪小管撕裂、硅胶管移位、角膜擦伤等。通常发生在插管后的2~4月。插管后如何护理、何时取出及是否取出等问题仍存在争议。

2.单泪小管硅胶管插管术

1990年,Fayet等设计了用于单泪小管插管术的Monoka管。由于操作更简单,单泪小管硅胶管插管术广泛应用于泪道阻塞的治疗。有学者对单泪小管硅胶管插管术和双泪小管硅胶管插管术进行对比研究,两者治疗先天性鼻泪管阻塞的疗效无差异。前者引起角膜擦伤、硅胶管脱落等并发症较多。

3.鼻泪管逆行插管术

鼻泪管逆行插管术治疗鼻泪管阻塞的国内文献报道较多。硅胶管有类Y型硅胶管、球头硅胶管、梭头硅胶管。有作者用带有鱼嘴的空心泪道探针探通泪道后,将镍钛记忆钢丝通过空心探针进入鼻腔,钢丝牵引带硅胶管的牵引线从上泪小管牵出后,牵拉牵引线直到代表硅胶管已进入泪囊的标志点从上泪小点露出。剪断牵引线,调整鼻腔内硅胶管长度。能否得到普遍认可,需要根据循证医学原则进一步研究。

4.鼻泪管支架植入术

Song等1995年在透视下将聚氨酯材料制成的鼻泪管支架植入鼻泪管,治疗鼻泪管阻塞。近年来,有关鼻泪管支架植入术治疗鼻泪管阻塞效果的报道差异较大。术后随访1个月、5个月、7.2个月、12个月、15个月的手术成功率分别在50%、18.5%,82%、93%,82.8%左右。进行病理分析发现,鼻泪管支架植入术后鼻泪管再次阻塞是由泪囊、鼻泪管内炎症反应引起的肉芽组织及纤维组织所致。为降低植管后鼻泪管再阻塞的发生率,Lanciego等将支架的顶部切除以增强其引流作用,术后6个月、12个月、18个月、24个月的手术成功率分别为86%、84%、84%,79%,但是,其远期效果还需更多临床研究。

5.气囊导管扩张术

1990年,Munk等首先将用于经皮冠状动脉成形术的导管逆行插至泪道,充气扩张阻塞点,治疗泪道狭窄或阻塞。之后,气囊导管扩张术治疗先天性鼻泪管阻塞的报道较多,治疗成人鼻泪管阻塞的报道较少，近年来，越来越多的研究表明气囊导管扩张术治疗年龄较大的难治性先天性鼻泪管阻塞效果较好。

（二）泪道置管的改良与开发前景

能否找到组织相容性更好的材料，更简易有效的方法，是改良与开发方向。

1.双泪小管硅胶管

Ritleng插管法是采用特制空心带凹槽的探针自下泪小管插入鼻腔。Crawford插管法采用两根伸展性能极好、尖端成橄榄叶形的不锈钢探针和与之连接的硅胶管组成，Crawford探针的两末端分别从上、下泪小点插入鼻泪管至鼻内。也有作者采用7号腰穿针，并将一根丝线从针尖穿过针体，制作鼻泪管送线针，经引线引导硅胶头端进入泪道。这些方法是通过改进硅胶管的引导工具，向简化方向发展。最近有对U型硅胶管的应用方法进一步简化，探针引导硅胶管两末端分别从上、下泪小点插入，之后直接原路拔出探针，硅胶管留在泪道内，该方法适合泪小管内放置，但容易脱落。

2.鼻泪管逆行插管

目前，国内报道较多硅胶管有类Y型硅胶管、球头硅胶管、梭头硅胶管。各种形状之间孰优孰劣，尚需要进一步研究、观察与改进。

（三）鼻泪管支架

支架材料的组织相容性是关键、鼻泪管内炎症反应可以形成肉芽组织，致术后鼻泪管再次阻塞。对聚氨酯材料制成的鼻泪管支架的改进，是将支架的顶部切除，以增强其引流作用，提高手术效果有深入研究价值。

三、内镜技术面临的困难与改进方向

（一）鼻内镜泪道手术中的应用

Caldwell（1893）最先提出经鼻泪囊鼻腔吻合术（DCR）的概念，West等（1911）进行了技术修改。McDonough和Meiring（1989）最先报告经鼻内镜DCR的临床试验。优点：术后无皮肤切口瘢痕形成。临床研究以外路（经内眦部皮肤入路DCR为金标准，早期应用的成功率相对较低，影响了普及。为提高疗效，许多医生从黏膜切口大小、瓣形状和处理、骨窗大小、电钻应用、咬骨钳应用、引流管和支架的应用等方面进行了大量改进。2010年，Prokopakis等综述了DCR成功率：外路DCR85%~99%；经鼻内镜DCR70%~96%。由于疗效的进步，经鼻内镜DCR已经成为临床主流趋势。然而，儿童患者的鼻腔小，仍存在操作难度，有待进一步改进。

（二）微型泪道内镜的临床应用

1992年，Fein首次报告经泪点入路借助微型泪道内镜治疗泪道疾病，直接得到了泪道组织的形态学图像，同时使直视下的激光泪道手术变为可能。Maier 等（2000）率先在微型泪道内镜下应用微型电钻治疗泪道疾病，在微型泪道内镜下看到阻塞部位后，用微型电钻清除阻塞物之后泪道内置硅胶管。近年来，国内有医院也应用了该技术。Olup 等（2010）在微型泪道内镜下经泪小管、激光辅助 DCR，治疗 126 例的成功率为 83.3%。在内镜下激光成形术操作更容易，恢复期更短，但其远期疗效还需进一步观察。

　　由于微型泪道内镜管腔直径较大，一部分泪点及泪道狭窄患者应用时必须充分扩张泪小点才能使探头进入泪道，存在泪小点撕裂的风险。可视腔隙的形成是通过水扩张细小的泪小管，然而，水自下泪小点注入的同时可经上泪小点溢出，泪小管的扩张程度有限，成像的清晰度不十分理想。此外，价格昂贵、操作困难，制约了微型泪道内镜的广泛应用。目前，全国开展此项诊治方法的医院寥寥无几。未来国产化进而降低价格，有望扩大应用。微型泪道内镜具有许多目前其他治疗方法所难以比拟的优点，我们相信其在阻塞性泪道疾病方面具有一定的应用前景。

第二章　角膜病

第一节　角膜炎

一、角膜炎

角膜炎是角膜病中最常见的眼病，易导致不同程度的视力下降，严重者可以完全失明。角膜防御能力下降和外界及内源性致病因素均能引起角膜炎性反应。

（一）临床表现

1.临床症状

角膜炎最常见的症状为疼痛、畏光、流泪及眼睑痉挛等。因角膜上皮内富含感觉神经末梢，对炎症刺激较敏感。虹膜血管炎症痉挛，可引起畏光。角膜刺激症状可持续至炎症消退。角膜炎可引起组织坏死，出现角膜化脓性坏死病灶，引起不同性状的脓性分泌物。视力下降也是角膜炎常见症状。特别是当病变位于角膜中央光学区，可导致较明显的视力下降。晚期引起眼内炎，继发性青光眼，可引起失明。

2.常见体征

（1）充血：角膜炎可引起血管充血，这种充血是由睫状前血管充血导致，称睫状充血。临床上应与结膜充血鉴别。角膜炎严重时可引起混合充血。

（2）角膜浑浊：角膜炎症时组织发生水肿、浸润、角膜表面粗糙、失去光泽呈灰白色浑浊。若浸润蔓延扩大，可造成弥散性角膜浑浊。浸润部分因毒素损害和营养障碍而发生上皮坏死脱落，形成溃疡，溃疡基底部凹凸不平，荧光素染色阳性呈绿色。

（二）诊断

根据典型的临床表现：疼痛、畏光、流泪、眼睑痉挛等角膜刺激症状。明显的睫状充血，角膜浑浊溃疡形态特征可给予诊断。病因诊断也很重要，详细询问病史，如眼外伤史，发病前有无感冒，是否有局部或全身使用糖皮质激素，有否合并全身疾病等，可提示角膜炎的病因。对角膜溃疡在病变早期，尚未使用抗生素之前，应完善角膜病变区刮片镜检，以及细菌和真菌培养加药物敏感试验，检测阳性率较高，可指导临床用药。病变发展至深层或药物治疗后，刮片镜检阳性率降低。多次取材可提高阳性率。角膜共焦显微镜对真菌性角膜炎及棘阿米巴角膜炎的诊断具有较高的价值。

（三）治疗

去除病因，积极控制感染，减轻炎性反应，促进溃疡愈合，减少瘢痕形成是角膜炎的治疗原则。

1.药物治疗

（1）感染性角膜炎宜早期选用敏感药物治疗：细菌感染选用敏感抗生素，病毒感染选用抗病毒药物，真菌感染使用抗真菌药物等。首先临床医生应根据经验和临床症状及体征的特点和严重程度，选择药物。待实验室病原菌检查结果，调整给予敏感抗生素进一步治疗。临床多采用联合用药的方法提高疗效。

（2）细菌性角膜炎应采用敏感的抗生素治疗：若涂片结果为单一致病菌可采用单一抗生素治疗。若涂片结果为无菌或者发现多种类型的细菌应使用广谱抗生素或联合应用多种抗生素。急性期应加强用药的频率。另外，还应适当配合睫状肌麻痹药、胶原酶抑制药的治疗，病灶愈合期还可使用糖皮质激素治疗。真菌性角膜炎采用抗真菌药物，主要为多烯类抗真菌药。抗真菌类药物的角膜通透性差，临床多结合全身用药。单纯疱疹病毒角膜炎以抗病毒药物为主，阿昔洛韦为首选药物。结合非甾体类抗炎药、激素和干扰素能提高治愈率。但要注意预防复发。

糖皮质激素的主要作用是抑制炎症、减少基质坏死、瘢痕和血管化。但是可以降低抗菌药物的治疗效果，并造成永久性的上皮损伤并影响结缔组织的修复或导致其他并发症，使用应慎重。细菌性角膜炎治疗早期不用，病灶处于愈合期可以适当使用。真菌性角膜炎禁用糖皮质激素。单纯疱疹病毒性角膜炎中基质性角膜炎是适应证。但对5岁以下的儿童不建议使用。间断使用糖皮质激素也容易复发。

2.手术治疗

严重的角膜溃疡，药物治疗难以控制，角膜即将穿孔和已经穿孔，应及时采取手术治疗。治疗主要以结膜瓣遮盖，角膜移植术为主。术后加强抗生素治疗，可以保存眼球，甚至可以恢复部分视力。

二、细菌性角膜炎

细菌性角膜炎是由细菌感染引起。引起角膜基质层坏死的化脓性角膜炎，又称细菌性角膜溃疡，病情进展迅速，容易发生角膜穿孔，导致眼内感染，甚至眼球萎缩。

（一）临床表现

发病急，有强烈的角膜刺激症状：疼痛、畏光、流泪、眼睑痉挛。患眼有明显的睫状充血或混合性充血。早期为角膜浸润点，周边有水肿。后迅速发展成溃疡，表面大量脓性分泌物。可伴有前房积脓。若炎症未能控制，溃疡向深部发展，坏死组织脱落导致角膜溃疡穿孔，虹膜脱出，形成粘连性角膜白斑。甚至因细菌毒力过强，导致眼内感染，引起化脓性眼内炎，最终导致眼球萎缩。

革兰阳性球菌感染的角膜炎常发生于角膜破损处。多呈现圆形或椭圆形的灰白色或黄白色浸润灶，伴有周边明显的灰白基质浸润，表面为灰黄色脓液附着。可引起前房积脓，为虹膜血管扩张，大量白细胞核纤维素性渗出沉积于前房所致，为无菌性脓液。

革兰阴性菌感染的角膜炎，表现为病情迅猛，快速发展的角膜液化性坏死。其中铜绿假单胞菌感染有特征性。铜绿假单胞菌存在于土壤及水中，也可存在于正常人的皮肤和结膜囊内，在多种眼药水内，如荧光素、丁卡因、阿托品等。角膜异物剔除和佩戴角膜接触镜，使用污染的滴眼液易诱发感染。起病急剧，感染后几个小时即在近角膜缘处的角膜基质内出现灰白色环形或半环形浸润，角膜中央部组织迅速坏死脱落形成溃疡。表面有黄绿色脓性分泌物，前房也可见淡黄色积脓。溃疡迅速向深部发展，2~3天整个角膜可发生坏死穿孔，眼内容物脱出或眼内炎。

（二）诊断

详细询问病史、诱发危险因素、原有眼部疾病、全身疾病以及结合典型的角膜溃疡病灶特点可诊断。但因患者多已使用局部抗生素滴眼液和激素，导致体征不明显。药物治疗前，角膜溃疡灶刮片，涂片找细菌，做细菌培养和药物敏感试验。确定病原学诊断和指导临床用药。

（三）治疗

细菌性角膜炎病情进展迅速。因此，对疑似病例应积极治疗。首先选择广谱抗生素或联合运用多种抗生素治疗，根据细菌培养和药物敏感试验结果调整用药。常用的抗生素种类：5%头孢唑林、0.3%~0.5%妥布霉素或头孢唑林+氟喹诺酮类是常用的首选药物。万古霉素对革兰阳性菌有良好的杀菌作用，可作为二线用药。给药途径多采用局部使用抗生素滴眼液、眼膏或凝胶等。急性期应加强用药频率，15~30mm滴眼1次。严重的病例可以5分钟用药1次，再逐步减少次数。怀疑有眼内感染，还可以加用结膜下和静脉全身用药。可以根据经验治疗后角膜溃疡基质浸润减轻、密度降低、角膜水肿和内皮浑浊前房反应降低程度等来判断治疗是否有效，并可以在实验室结果尚未出来前及时调整用药。

睫状肌麻痹药、皮质类固醇药物、胶原酶抑制药也是细菌性角膜溃疡的常用药物。睫状肌麻痹药作为常规治疗，主要是减少症状和炎性反应，防止虹膜后粘连。常用复方托吡卡胺和阿托品等。皮质类固醇治疗细菌性角膜溃疡应慎重，早期不用，当治疗效果好时可以考虑加用。但持续上皮缺损和变薄的基质溃疡禁用。胶原酶抑制药作为辅助治疗药物，主要是抑制破坏角膜基质胶原和蛋白质的胶原酶，如依地酸二钠、半胱氨酸等，能促进角膜基质修复。

角膜清创术可以清除毒性成分、细菌和炎症细胞，并可行培养及涂片检查。对角膜溃疡发生中央穿孔，眼内容物脱出可考虑行穿透性角膜移植。

三、病毒性角膜炎

单纯疱疹病毒（HSV）引起的角膜炎是最常见的病毒性角膜炎。是角膜病中最主要的致盲性疾病。本病的特点是反复发作，最终导致失明。

（一）临床表现

HSV感染的眼部表现多样，有眼睑炎、结膜炎、角膜炎、葡萄膜炎和视网膜炎。

1.原发单纯疱疹病毒感染

疱疹性眼睑炎最常见，表现为眼睑红斑上有水疱形成，后变成溃疡，最后结痂。其次是疱疹性结膜炎。表现为囊泡状结膜炎或膜性结膜炎，并可以累及角膜，形成点状或树枝状角膜炎。少数发生角膜基质炎和葡萄膜炎。

2.复发单纯疱疹病毒感染

主要引起上皮型角膜炎、神经营养性角膜病变、基质型角膜炎、内皮型角膜炎等。

（1）上皮型角膜炎：角膜HSV感染的上皮病变主要是点状角膜炎、小泡状上皮损伤、树枝状或地图样角膜溃疡。同时伴有角膜知觉减退。患者出现眼红、疼痛、异物感、畏光流泪等典型症状。体查见角膜上皮呈灰白色，透明状针尖样小疱，点状或成簇状排列、而荧光素染色阴性。随着病情发展，上皮细胞坏死后脱落，形成树枝状溃疡，荧光素染色阳性。若此时病情发展，溃疡融合成地图状，深度位于浅层，并向深部发展，形成实质层溃疡。多数病例治疗后病情缓解，实质层浸润愈合后留下角膜薄翳。

（2）神经营养性角膜病变：多发生于HSV感染的恢复期或静止期，溃疡呈圆形或椭圆形，多位于睑裂区，边缘光滑，浸润轻微。

（3）基质型角膜炎：含免疫性和坏死性两种亚型：

①免疫性是盘状角膜炎，不伴炎症细胞浸润和新生血管。角膜内皮面出现沉积物。角膜上皮完整，常伴有虹膜睫状体炎，有自限性。

②坏死性表现为基质内单个或多个黄白色坏死浸润灶、胶原溶解坏死以及上皮广泛缺损。常诱发基质层新生血管，少数病例可穿孔。

（4）角膜内皮炎：盘状角膜内皮炎最常见，表现为中央或旁中央角膜基质水肿，呈毛玻璃样外观，水肿区内皮面有角膜沉积物。出现内皮排斥线和角膜后沉着物及角膜水肿。

（二）诊断

根据反复发作的病史，以及角膜炎的特征：树枝状，地图样或盘状角膜基质炎等体征可以诊断。实验室检查，如角膜刮片检查，PCR技术等可以明确诊断，敏感性较高。

（三）治疗

治疗主要是减少病毒感染所致的溶细胞病变及减少免疫反应造成的角膜损害。

1.抗病毒治疗

阿昔洛韦：眼药水0.1%，眼膏3%；三氟胸腺嘧啶核苷，安西他滨（环胞苷）眼药水和眼膏；碘苷眼药水0.1%，眼膏0.5%。前3种药物对基质病变效果好。碘苷只对急性期的浅层病变有效。急性期1~2小时滴眼1次。晚上涂3%阿昔洛韦眼膏。阿昔洛韦合并干扰素，效果较好。以上药物常引起角膜上皮点状病变，停药后消失。

2.激素的运用

树枝状和地图样角膜溃疡禁用激素，因可导致感染扩散。对盘状角膜炎，慎重使用，可减轻持续性、进行性角膜水肿。

四、真菌性角膜炎

真菌性角膜炎是由真菌引起的感染性角膜病变。在农业人口为主的地区常见，是我国常见的导致角膜盲的原因。

（一）临床表现

起病缓慢，亚急性经过，刺激症状较轻，伴视物障碍。角膜浸润灶呈白色或灰色，致密，表面欠光泽，呈牙膏样或苔垢样外观，溃疡周围有胶原溶解形成的浅沟，或抗原抗体反应形成的免疫环。有时在角膜病灶旁可见伪足或卫星样浸润灶，病灶后可有斑块状纤维脓性沉着物。前房积脓，呈灰白色，黏或糊状。真菌穿透性强，进入前房或角膜穿破时易引起真菌性眼内炎。

（二）诊断

植物外伤史，结合典型的角膜病灶特征即可做出诊断。角膜刮片镜检寻找菌丝或真菌培养可以明确诊断。部分真菌培养为阴性也可做角膜活检。共聚焦显微镜检查感染灶可在角膜病灶发现真菌菌丝。

（三）治疗

眼部局部用药和全身用药联合。常用的药物有多烯类（两性霉素B）、咪唑类（咪康唑）、嘧啶类（氟胞嘧啶）。那他霉素是一种四烯类抗生素，为广谱抗真菌抗生素，对曲霉菌、念珠菌、镰刀菌等均有效，抗真菌的原理与两性霉素B相同。由于那他霉素难溶于水，临床常用混悬液，但此液对角膜结膜通透性极差，因此，滴眼液仅用于治疗浅表的角膜感染灶。目前临床上常用的为5%混悬液或10%眼膏。一般不用于眼内注射，该药对视网膜有严重的毒性作用。新型三唑类药物康唑，常用的有氟康唑液100ml，静脉滴注，2/天，滴眼药（或眼膏）为1%浓度，重症感染为每15分钟1次，结膜下注射0.5ml。联合用药：目前，较为确定的是5-氟胞嘧啶与两性霉素B或氟康唑联合应用有协同作用，能减少药物用量，降低不良反应，并延缓5-氟胞嘧啶耐药性的产生。并发虹膜睫状体炎时应加用阿托品眼膏散瞳。本病禁用糖皮质激素。手术治疗常用的有清创术、结膜瓣遮盖和角膜移植术。对即将穿孔的病例可行穿透性角膜移植术。术中彻底切除病灶及周围0.5mm组织，术后联合运用抗真菌药，预防复发。

五、棘阿米巴角膜炎

棘阿米巴角膜炎是棘阿米巴原虫感染人体引起的一种顽固性、进行性角膜炎、角膜溃疡疾病，致盲率极高，若不及时治疗可导致角膜穿孔。

（一）临床表现

本病患者以健康的年轻人多见，除有常见的畏光、眼红、流泪外，还可出现两个典型的临床特征，即与症状不相符的剧烈眼痛和角膜环状浸润。初期表现为上皮浑浊、假树枝状或局部点状荧光素染色，逐渐扩展成基质浸润及沿神经分布的放射状浸润（放射状角膜神经炎）。继而形成基质浸润环，环周有卫星灶。可有后弹力层皱褶、角膜后沉着物及前房积脓。发生上皮反复剥脱。

（二）诊断

询问患者是否有佩戴角膜接触镜、角膜外伤或污水、污物接触史，其次，是否有经普通的抗细菌和抗真菌药物以及抗病毒药物治疗而症状无改善的医治史。角膜病灶涂片染色或角膜刮片培养可找到病原体。必要时可做角膜活检。共聚焦生物显微镜和分子生物学检测也可以辅助诊断。

（三）治疗

目前对棘阿米巴角膜炎尚无特效治疗方法，它对多种治疗药物具有较高的耐药性。现临床常用药物有抗生素类，如甲硝唑、新霉素、多黏菌素 B 等；抗真菌药物，如咪康唑、酮康唑、氟康唑、伊曲康唑等；消毒杀菌剂类，如聚亚己基双胍（PHMB）、双葡萄酸氯己定等。以上药物可单独应用，也可联合应用，具体治疗方案应个体化，如未做药敏试验，则宜采用多种药物联合治疗。体外实验最新研究发现，硫尿核苷衍生物和不同浓度的 H_2O_2 也可杀灭棘阿米巴的滋养体和包囊。其次，局部清创术联合药物滴用，也已取得满意效果。通过清创，不仅除去角膜组织内的棘阿米巴原虫，而且也除去棘阿米巴原虫的食物供给。若病灶局限或角膜即将穿破也可行穿透性角膜移植。

六、角膜基质炎

角膜基质炎或角膜间质炎，指在角膜基质层的非溃疡性和非化脓性炎症，主要表现为角膜基质炎性细胞渗出、浸润，并常伴有深层血管化，角膜上皮和浅基质层一般不受影响。其发病机制可能为微生物抗原与血循环抗体在角膜基质内发生的剧烈的免疫反应。梅毒为最常见的原因。结核、风湿、麻风等疾病也可波及眼部而发生角膜基质炎。

（一）临床表现

先天性梅毒是胎儿在体内感染的梅毒，角膜基质炎是最常见的迟发表现，多在青少年时期（5～20岁）发病，女性多于男性。初期为单侧，数周数月后常累及双眼。起病时可有眼痛、流泪、畏光等刺激症状，视力明显下降。角膜基质深层有浓密的细胞浸润，多从周边向中央扩展，病变角膜增厚、后弹力层皱褶，外观呈毛玻璃状，常伴虹膜睫状体炎。炎症持续数周或数月后，新生血管长入，在角膜板层间呈红色毛刷状。炎症消退后，水肿消失，少数患者遗留厚薄不同的瘢痕，萎缩的血管在基质内表现为灰白色纤细丝状物，称幻影血管。先天性梅毒除角膜基质炎外，还常合并Hutchison齿、马鞍鼻、口角皲裂、马刀胫骨等先天性梅毒体征。另外，通过梅毒血清学检查可得到确诊。结核引起的角膜基质炎较少见，多单眼发病，侵犯部分角膜，在基质的中、深层出现灰黄色斑块状或结节状浸润灶，有分支新生血管侵入。病程缓慢，可反复发作，晚期角膜遗留浓厚瘢痕。

（二）治疗

最主要是病因治疗。如全身抗梅毒、抗结核、抗病毒治疗等。局部治疗的目的是为了预防并发症。伴有虹膜睫状体炎，需阿托品眼液或眼膏散瞳；滴用糖皮质激素可以减轻角膜炎症及症状，但要持续使用，防止症状反复。

七、神经麻痹性角膜炎

神经麻痹性角膜炎因炎症、外伤、肿瘤压迫、手术损伤等原因使三叉神经受损，角膜知觉丧失，对外来机械性损伤失去防御反应，角膜干燥，在营养代谢发生障碍的基础上，一旦上皮受损脱落，很易致感染，引起神经麻痹性角膜炎。

（一）临床表现

早期表现为暴露区角膜上皮点状缺损，而后出现片状剥脱，随后形成溃疡。感染后形成感染性角膜溃疡，容易穿孔。因为神经受损，往往缺乏眼痛、眼睑痉挛等症状。

（二）治疗

积极治疗原发病。眼部早期可局部用抗生素滴眼液或眼膏，眼垫包眼，佩戴软性角膜接触镜和人工泪液保护角膜上皮。如治疗不愈，可采用睑缘缝合术和结膜瓣遮盖术。

八、暴露性角膜炎

暴露性角膜炎常见于睑裂闭合不全的各种病变，致角膜暴露及瞬目运动障碍，泪液不能正常湿润角膜而发生角膜上皮损伤，继发感染而引起的角膜炎症。常见的原因包括甲状腺相关性眼病、脑垂体、眼眶肿瘤所引起突眼状态。以及瘢痕性睑外翻，眼眶骨髓炎及骨质缺损或瘢痕性粘连，睑轮匝肌麻痹，提上睑肌痉挛等所致闭睑功能障碍。

（一）临床表现

病变多位于下1/3的角膜。初期角膜及结膜上皮干燥、粗糙，暴露部位的结膜充血、肥厚，角膜上皮逐渐由点状糜烂融合成大片的上皮缺损，新生血管形成。继发感染时，出现化脓性角膜溃疡。

（二）治疗

去除暴露因素、保护和维持角膜的湿润状态。根据角膜暴露原因做眼睑缺损修补术、睑植皮术等。上睑下垂矫正术所造成的严重睑闭合不全，应立即手术处理，恢复闭睑功能。可使用人工泪液及抗生素眼水，晚上使用眼膏预防感染。角膜接触镜可保护上皮，必要时可考虑做永久性睑缘缝合。

第二节　圆锥角膜

圆锥角膜（KC）是一种以角膜扩张为特征，致角膜中央部向前突出、变薄呈圆锥形并产生高度不规则散光的角膜变性性病变。晚期可能会出现急性角膜水肿，形成瘢痕，视力显著减退。本病多发于青少年，常双眼先后发病。

一、诊断

（一）临床表现

青春期前后，双眼先后发病，视力进行性下降。典型特征为角膜中央或旁中央锥形扩张。圆锥突起可导致严重的不规则散光和高度近视，视力严重下降。

（二）辅助检查

（1）明显的圆锥角膜通过裂隙灯检查易于确诊。
（2）角膜地形图在诊断早期圆锥角膜方面具有重要的参考价值。

二、治疗

（1）早期可佩戴框架眼镜或角膜接触镜。
（2）深板层或穿透角膜移植术。

第三节　板层角膜移植

板层角膜移植的经典定义是指剖切前层病变的角膜组织后，在形成的移植床上置换一个部分厚度的角膜前层正常组织的角膜移植手术。近年来，随着研究的深入和技术的进步，出现了深板层角膜移植（DALK）和后板层角膜移植等新手术方式，丰富了板层角膜移植的内涵，从而对板层角膜移植的定义也有了新的认识。现代板层角膜移植可理解为是一种剖切不同层面的病变角膜组织后，在形成的移植床上置换一个部分厚度的正常角膜组织的移植手术。

1886 年，vanHippel 成功地施行了第一例异种板层角膜移植术，两年后，他又成功地完成了人的同种板层角膜移植。随后，Magitot 和 Morax（德国）、Elsching（捷克）、Filatov（俄国）、Franceschetti 和 Kiewe（瑞士）以及 Paufique（法国）等，都在板层角膜移植技术改良方面做出很多贡献，至 20 世纪 50 年代，板层角膜移植成为治疗角膜病的主要手术方式。此后，对角膜病病原学认识的加深和治疗排斥反应水平的提高，以及新鲜角膜材料的供应，缝合技术以及手术设备的精良，使部分穿透性角膜移植得以迅速发展。由于板层角膜移植存在手术耗费时间及精力较多，而术后视力又不如穿透性角膜移植等缺点，板层角膜移植的临床应用大为减少。近年来，随着技术的完善，器械的改良，利用显微技术和自动板层角膜刀，可以对角膜进行精细剖切，既彻底清除病变角膜组织，又可制作出光滑平整的植床植片界面，极大地降低了手术难度和改善了术后视力，深板层角膜移植和后板层角膜移植等新术式还扩大了手术适应证。因此，板层角膜移植手术在临床上重新具有了重要意义。

板层角膜移植具有许多穿透性角膜移植不能相比的优点：

（1）手术较安全，很少发生术后浅前房及眼内感染等并发症。

（2）许多角膜疾病如严重化学伤或烧伤，大面积活动性炎症或溃疡，广泛新生血管性白斑，角膜明显变薄等，不宜作穿透性角膜移植，均可先行板层角膜移植，改善角膜状态，为日后行光学性穿透性角膜移植进行前期准备，以获得更好的复明效果。

（3）手术面积不受限制，可作任何形式或包括部分巩膜在内的全板层角膜移植。

（4）对移植材料的要求较低，即使是长期保存的灭活材料也可使用。

（5）板层移植排斥反应的发生率十分低，一般仅为 4% 和 5%。

（6）深板层角膜移植和后板层角膜移植还具有手术源性散光小，术后视力恢复快，没有上皮排斥反应发生等特点。

（一）适应证

根据板层角膜移植的目的，可分为光学性、治疗性、成形性、屈光性及美容性五大类。

1.光学性板层角膜移植

光学性板层角膜移植的目的在于提高患者眼视力，根据病变部位的不同，可灵活选择手术方式，目前可分为前板层角膜移植、深板层角膜移植和后板层角膜移植三类。

（1）前板层角膜移植：中、浅层角膜白斑，细菌、真菌或病毒感染以及外伤所致的后遗性瘢痕，如只限于浅、中层，多数病例可得到良好效果。化学伤和热烧伤引起的角膜瘢痕常伴有较多新生血管，但只要将瘢痕及血管组织剖切干净，同样可取得一定的光学效果。剖切过程中发现全层混浊，则改作穿透性角膜移植。

（2）深板层角膜移植（DALK）：深板层角膜移植手术的先驱者 Gasser 早在20世纪70年代报道使用祛除了后弹力层的全厚植片，缝合在剖切了一定深度板层的圆锥角膜患者植床上，术后80%患者视力在0.6以上，这一研究结果显示板层角膜移植也可达到穿透性角膜移植的光学效果。近年来随着手术技术的改良，采用空气泡角膜基质注射、生理盐水以及黏弹剂进行角膜基质与后弹力层分离的技术不断出现，使角膜基质的剖切层面可以接近到后弹力层或者完全暴露后弹力层，因此逐渐使DALK这一术式在角膜移植手术中的构成比不断增加。目前依据剖切程度可将深板层角膜移植分为两种术式，一种为接近后弹力层的深板层角膜移植（DALK）（剖切深度达到角膜厚度的95%）以及暴露后弹力层的深板层角膜移植（DALK）（植床仅保留后弹力层）。

深板层角膜移植手术的适应证非常广泛，一般而言凡是未累及角膜内皮的角膜病变可考虑该术式。手术适应证包括圆锥角膜，非内皮异常的角膜营养不良，热烧伤、化学伤导致的角膜混浊，尚未穿孔的感染性角膜溃疡，病毒性角膜炎（HSK）瘢痕期等。与传统板层角膜移植手术中基质-基质的对合方式不同，DLKP是基质-后弹力层的对合，更符合角膜的正常解剖结构，并且剖切深度直达后弹力层，可最大限度地祛除影响角膜透明性的病变基质组织，获得类似穿透性角膜移植的光学效果，并且排斥反应的发生率和手术中风险均低于穿透性角膜移植，极大地提高了角膜植片的远期透明率。

（3）后板层角膜移植：现阶段，对于严重的角膜内皮失代偿如大泡性角膜病变患者，传统的穿透性角膜移植术是解除其症状和恢复其视力的主要手段。近年来一些学者提出了后板层角膜移植的概念，即保留患者自身角膜的前板层组织而仅置换后板层、Descemet膜和角膜内皮。2000年Busin等首先报道了用微型自动板层角膜刀对七名患有大泡性角膜病变的患者进行深板层角膜移植术的结果。此后陆续有新的手术方式推出，深板层角膜内皮移植术，基于后弹力层植入的角膜内皮移植等。其手术适应证包括各种原因导致角膜内皮失代偿，但角膜基质尚透明的病例。详见角膜内皮移植章节。

后板层角膜移植术将角膜分为前后两层，仅置换病变的后板层，保留了前板层，既祛除了病因又避免了对角膜前板层完整性的破坏。因此，该类手术较穿透性角膜移植的术后散光尤其是不规则散光少。同时由于减少了移植的组织量及植片与受主的抗原呈递细胞间有其自身角膜基质相间隔，还有望减少术后植片排斥反应的发生率。

2.治疗性板层角膜移植

治疗性板层角膜移植，手术主要目的虽然是治疗疾病，实际上如果治愈了原发病，视力也常得到一定改善。治疗性板层角膜移植也可以作为光学性移植的准备性手术。治疗性板层角膜移植的基本原则是必须彻底切除病变组织，用相应大小、形状和厚度的移植片修补角膜缺损区。其手术指征包括所有对药物治疗无效的角膜炎，或有穿孔危险的角膜疾病。

（1）单孢病毒性角膜炎：适用于病变位于前层，药物治疗无效，反复发作的病例，尤其是病变已波及周边部角膜，新生血管很多者。板层角膜移植如能清除病灶，可获得满意的效果。

（2）化脓性角膜溃疡：细菌性角膜溃疡药物治疗无效而有穿孔威胁者，应当机立断及时行治疗性角膜移植，如病灶范围大或累及周边部角膜，而底层角膜组织尚未受累时，宜选择治疗性板层角膜移植术。真菌性角膜溃疡选择板层角膜移植进行治疗需要慎重，由于真菌菌丝能穿透完整的角膜后弹力层，因此只有确定能完全切除病灶，植床不遗留浸润浑浊组织，方可采用该术式，否则板层角膜移植术后其感染复发率高。

（3）蚕食性角膜溃疡：小范围的较浅表病灶者，可清除角膜的浸润组织，兼切除病灶周围的球结膜而得以治愈。如病灶大而深，则应及早作板层角膜移植，以达到控制炎症，改善视力的目的。

（4）Wegener肉芽肿病：此病常引起角膜周边部和邻近巩膜组织坏死，治疗性板层角膜移植有望挽救眼球和保存视力。切除病变之组织必须彻底（包括角膜和受累浅层巩膜的病变组织），并作相应的角巩膜板层移植。如巩膜坏死范围较大，则需用筋膜瓣覆盖移植片的板层巩膜部分，以增强局部的营养供给，促进愈合。板层角膜移植联合免疫抑制剂及其他药物进行治疗，可取得较好效果。

（5）Terrien角膜边缘变性：板层角膜移植治疗的重要适应证。对于有穿孔威胁或已穿孔者，板层角膜移植不仅可修复角膜的厚度，而且可以恢复角膜的正常球面曲率而改善视力。

（6）后弹力层膨出及角膜瘘：若有合适材料可作穿透性角膜移植，在没有满意材料的紧迫情况下，或术眼条件不良者，也可作板层角膜移植术以解除眼球穿破感染之危险。角膜瘘患者术后多会眼压增高，可联合小梁切除术。

（7）角膜皮样肿：小而浅表的角膜皮样肿，单纯角膜切除即可。面积大而深的皮样肿切除后，应行角巩膜板层移植。解除牵引性散光，改善外观和术后视力。

（8）角膜原位癌或鳞状上皮癌：肿物侵犯角膜范围较广时，可彻底切除肿物并行板层角膜移植。

（9）复发性胬肉：切除胬肉头部形成一个底板透明的角膜移植床，用带活性角膜缘组织的板层角膜移植片修复。对于胬肉体部的结膜下增生组织，应同时作广泛彻底切除，其裸露的巩膜应用自体游离结膜瓣或羊膜修复。

（10）多发性角膜异物：爆炸伤造成角膜有大量的异物嵌入，无法完全剔除，造成角膜混浊，视力严重下降，同时患者伴有眼部刺激感。板层角膜移植可使上述症状消除并改善视力。

3.成形性板层角膜移植

成形性板层角膜移植多用于改良角膜组织结构，为日后穿透性角膜移植作准备，故又称为改良基地性板层角膜移植。

（1）角膜因病变以致厚度不均，为恢复正常角膜厚度而手术。

（2）角膜有大量新生血管或广泛全层瘢痕，为改善角膜结构而手术，常见于严重的角膜化学伤或热烧伤导致的角膜混浊。

4.屈光性板层角膜移植

屈光性板层角膜移植用于矫正眼部屈光状态的异常，包括表层角膜镜片术、角膜磨镶术等，详见角膜屈光手术章节。

5.美容性板层角膜移植

美容性板层角膜移植，角膜存在浓厚致密的白斑，但患者已有弱视或已无视功能，有美容要求者可行板层角膜移植，如瘢痕深达角膜全层，可同时行角膜层间墨染术。

（二）板层角膜移植的手术技术

板层角膜移植的大小、形状和深度，应根据角膜病变的范围、程度以及手术的目的而定。在大小方面，可以是角膜某一范围乃至全角膜，甚至角膜连带巩膜一起移植（如Wegener肉芽肿病）。手术范围应该包括要切除的全部病灶，又要尽可能地减少对邻近正常角膜组织的破坏。植片的形状一般为圆形，对一些特殊病例施行治疗性板层角膜移植时，植片也可以是半圆形、弯月形甚至是四方形。手术者应该在术前反复用裂隙灯检查患眼，熟悉和牢记患病角膜各部位的厚度及病灶分布的情况（特别是病变累及的深度），对角膜深层组织情况不明者，要考虑到术中可能要改作穿透性角膜移植，故应先制作植床，同时最好做到术中有后备眼球材料或灭活保存的角膜材料，以供应急之需。

板层角膜移植的手术操作基本要求：

（1）剖切植床的范围和深度，以切除全部病灶为度，原则上要求彻底清除混浊组织和新生血管，必要时可剖切到接近后弹力层以使植床透明。光学性板层角膜移植术前可缩瞳，借助虹膜的深色背景，可判断植床的病变组织是否已剖切干净。

（2）植床的边界要尽量简单，适合用环钻划界者尽量以环钻划界，使植床与植片良好吻合以利于伤口迅速愈合。

（3）植床的边界要避免经过瞳孔区，以免切口愈合后瘢痕影响视力和引起散光。

（4）植床和植片的边缘要垂直整齐，使植床植片有良好的吻合，以减少切口瘢痕的形成。

（5）植床和植片各自的剖切面均要力求平整光滑，以减少植片-植床界面瘢痕，有利于改善视力。

（6）涉及角膜周边部的病变，手术时要尽可能地保护正常的角膜缘组织，以免造成手术源性角膜缘干细胞损伤。如病变范围波及1/2周以上的角膜缘，则手术中需采用带角膜缘的板层角膜植片。

板层角膜移植的手术技术要领如下：

1.消毒、麻醉、开睑及固定眼球

同穿透性角膜移植。

2.植床的制作

1) 部分板层角膜移植的植床制作

（1）环钻划界法：①选用口径大小合适的环钻：根据病灶范围而定，光学性板层角膜移植通常用7.0～7.5mm口径的环钻，尽量使病灶包绕在环钻范围之内。有时病灶在角膜的周边部分，而中央角膜透明，可选适当口径的环钻套住中央需保留的部分划界，然后用刀片在外界切除病灶的板层组织；②环钻划界：调旋环钻内芯以控制环钻的深度，使环钻垂直于角膜。钻切的深度取决于角膜混浊的深度，但最后仍要靠剖切来确定植床的深度，甚至可以达到近后弹力层；③剖切移植床：高倍放大的手术显微镜下，显微镊提起环钻切口边缘，用尖剃须刀片从切口底部开始剖切，先剖出环钻划界的一部分角膜前层，观察植床底是否透明，然后按同一板层平面进行剖切。如需剖切接近后弹力层的深度，为预防移植床穿孔，可在角膜缘用刀片作一小切口放出部分房水，以降低眼压，减少植床穿破的危险。将完成环钻标记内的植床剖切时，可用镊子提起植床边界组织，用刀片沿着已切好的板层界面向周边部稍作分离至超越环钻划界线1mm，然后用角膜剪循环钻标界垂直剪除已剖开的角膜板层组织，其优点是不仅可获得垂直整齐的植床边缘，还可为缝合固定缝针提供了自然通道，以利于植床植片的良好吻合。剖切过程中，保持角膜干燥较易看清剖切界面，如要加深剖切，可先用BSS或Ringer溶液湿润移植床，使角膜底板的组织肿胀增厚，再划界切削深层组织。

（2）刀片划界法：适用于病灶不规则的角膜植床制作如复发性翼状胬肉、蚕食性角膜溃疡、肿瘤等，此时无法使用环钻定位，可用刀片徒手划界。划界不宜过于复杂，一般可做成弧线形或直线形，避免折线划界。划界后进行水平剖切植床，方法同上。

2) 全板层角膜移植的植床制作：全板层移植适用于大面积的角膜病变，如蚕食性角膜溃疡、疱疹性角膜炎、化学伤或爆炸伤伴有大量颗粒性异物遗留等情况。病灶不涉及巩膜，可用10～11mm直径的环钻划界，再用刀片完成植床底剖切。制成的植床为圆形，易于与圆形植片吻合。如病灶已侵犯巩膜，则应先剪开该处边缘部球结膜并向后分离，充分暴露病变区，烧灼止血，然后根据实际侵犯面积用刀片划界切开后，再作水平剖切，并随时根据实际情况修改植床边界及深度，将溃烂组织彻底清除。

3.植片的制作

（1）移植片的基本要求

①植片的大小、形状及厚度，要与植床相一致。由于植片会发生收缩，故通常要比植床大，一般7.5mm直径内的植床，植片要比植床大0.25mm。全板层角膜移植时，移植片的直径要比植床大1mm或更多，因而植片需包括一些巩膜组织。这样才能使植床植片有良好的对合，可避免缝合时出现植片覆盖不全的现象。制取植片时，要注意供眼角膜是否有水肿增厚等情况，如角膜材料水肿明显，则植片需取得稍厚些，待水肿消退后，植片的

厚度就与植床相匹配，如植片无明显水肿，则取其厚度与术时的植床深度相匹配为妥。植片过厚，术后植片容易高出植床，影响创口愈合。故临床上宁可植片稍薄些，也要避免过厚。一般来说，0.5mm厚的植片可以适用于大多数情况。

②移植片的边缘需垂直整齐，要准确地与移植床相匹配。

③剖切移植片时，刀片要按同一板层平面前进。使剖面平整光滑，以求达到愈合后界面瘢痕少、光学效果好的目的。

（2）制取移植片的方法

①开放剖切法在眼球制取移植片：电动角膜刀取片法：目前临床上可以选择的板层角膜刀根据设计原理的不同可分为平推式和旋转式两种，切削板层植片的厚度从150～350nm。供体眼球用纱布包绕巩膜后以手握持供眼，剪除残存的结膜，距角膜缘2～3mm处作一巩膜板层切口，深度约0.5mm，电刀装上0.5mm的厚度板。术者左手握眼球，右手持电动刀，刀与角膜呈45°倾斜，刀锋紧压眼球的巩膜板层切口进行剖切，踩脚榻板接通电流后，电动刀即开始切割。对侧板层角膜植片露出刀面时，继续保持电刀压平角膜，匀速慢慢推刀前进，直至把带巩膜环的全板层角巩膜切出为止。现多使用设备自带的负压吸引装置固定眼球后开始自动切削，如是中期保存植片可在人工前房装置上完成上述操作。板层植片取下后，再用环钻刻取所需大小的移植片，这样切出的移植片厚度均匀，创面光滑平整，可取得良好的光学效果。

②密闭法在眼球制取移植片：此法在临床上也较为常用。先用纱布紧绕眼球以提高眼压并保持规则的角膜弯曲面，然后在角膜缘作一深度适宜的板层小切口（一般深度约0.5mm），用板层分离器或具一定硬度的虹膜复位器屈曲成轻微弧形，由切口底部伸入，沿着一个板层平面前进。分离过程中，摇摆前进，利用复位器的钝性力量撕开角膜板层。要注意器械的弯曲度与基质板层保持平行，切勿向下用力以免刺破眼球。

如是角膜保存液保存的角膜植片，则可现固定在人工前房装置上，重新建立前房压力后，采用板层分离器进行角膜板层植片的分离。

③剖切法在角膜片上制取移植片：此法通常是在灭活保存的角膜片上进行，步骤较烦琐。干燥保存或丙三醇保存的角膜片复水，待角膜片恢复透明柔软之后，将角膜缝合固定于球形纱布团，然后用刀片剖切所需板层植片。为避免这种麻烦，可预先剖切成板层移植片然后干燥保存，通常制取0.5mm厚的带板层巩膜环的全板层角膜片进行保存，使用时复水即可。

④不规则板层植片的制取：用不变形的纸片，依植床边缘形态剪出面积略大的模型，然后将模型贴在供眼上，依照形状用刀片划出边界，再用刀剖出植片。也可将制取的角膜板层植片置于植床上，缝合固定角膜缘，然后用钻石刀或穿刺刀依植床形态切取植片，可以采取边切取边缝合的方法，使植片的大小形态更为理想。

4.植片的缝合固定

缝合植片前，先检查移植床有无异物及血迹残留，一旦发现有棉花纤维或其他异物，均应以小镊子清除干净，可用BSS或Ringer液冲洗植床。然后将植片与植床对合。缝合方式同穿透性角膜移植，但板层移植只求做到边界接近即可，无须顾忌前房渗漏，故缝合针数少，针距宽。植床很薄接近后弹力层的术眼，缝针不宜穿越植床底部，而保持缝针在植床底稍前些的位置穿过为好。以免缝合过深，导致后弹力层穿孔，前房水渗漏，引起术后层间积液。

（1）间断缝合法：全板层移植的常用方法。使用10-0尼龙线，缝针由植片边缘内1mm处穿过植片全层，再经植床边缘底部，由植床边缘外1mm处穿出，呈放射状分布。间断缝线的数目因植片的直径而定，通常，4～6mm的植片用6针，7～8mm的植片用8针，9mm以上者缝合12～16针即可。缝线结扎的松紧度要合适，线头需埋藏于层间以减少刺激。缝合过程中，如移植片收缩引起张力过大，与移植床不能紧密结合时，可在角膜缘作一小切口，放出少量房水，然后再结扎缝线，使移植片与移植床边缘对合良好。

（2）连续缝合法：适用于光学性部分板层角膜移植，可避免多针间断缝线的线头刺激。先在植片12：00、6：00、9：00、3：00方位作定位性间断缝线，然后从右上方开始连续缝合，放射状分布，缝线针距要尽量均匀，针数随植片大小而定，一般缝合12～16针已足够。缝合完毕后，调整缝线松紧度，最后结扎缝线于切口内，把线结埋于植床外围的线道之中，然后拆除间断缝线。

5.术后处理

手术完毕，常规球结膜下注射地塞米松和广谱抗生素（如妥布霉素），涂广谱抗生素眼膏。术眼的绷带包扎要维持5～6天，如植片上皮缺损或愈合不良，则用绷带包扎双眼至上皮愈合。术后轻压绷带对保证植片与植床平整愈合、减少植床植片间界面瘢痕有重要作用。术后应每天换药，裂隙灯显微镜观察植片的透明度及切口的对合情况。移植片上皮修复后，可用肾上腺皮质激素和抗生素眼药水点眼。

无血管的角膜，术后6个月可拆线，植床有血管者，伤口愈合较快，如发现有血管长入缝线区或缝线已松者，可酌情提早拆除该处缝线。拆线后应给予肾上腺皮质激素和抗生素眼药水滴眼1～2周。

（三）手术并发症的预防及处理

板层移植的并发症少而轻，与穿透性角膜移植相比，板层移植不会出现前房消失，引起虹膜前粘连及青光眼等严重并发症，排斥反应也少见。但板层角膜移植仍然有并发症，主要原因是手术指征选择不当、手术操作失误、新生血管形成、植片上皮愈合不良与泪膜不健康、旧病复发等。现就术中、术后可能发生的并发症及预防处理原则讨论如下：

1.术中并发症

（1）植床穿破：这是板层角膜移植最重要的并发症，既可发生在剖切移植床的初始阶段，也可发生在加深剖切移植床阶段。表现为剖切过程中，房水突然渗漏，前房变浅或消失，穿破口过大，可发生虹膜嵌顿。若不正确处理，可致房水渗漏至植片植床交界面，形成层间积液或双前房，此时无内皮的板层移植片变浑浊水肿。若穿破口不闭合，则可导致移植片永久性水肿混浊。

发生原因多为对术眼角膜各方位厚度未作裂隙灯检查充分了解，在环钻移植床时，施力过大，或环钻深度过深，可在植床变薄区发生穿破。此外也可发生在加深剖切移植床阶段，由于误将手术刀垂直方向过分施力，导致移植床穿破。

如果穿破发生在环钻移植床阶段或划界阶段，则缝合穿破口，停止手术，用钻石刀或锋利刀片在角膜缘部作一斜向小穿刺口注入消毒空气泡，重建前房，

1~2个月后再手术。若发生在加深剖切移植床阶段，则可用10-0尼龙线小心缝合穿破口，在角膜缘透明角膜处，用钻石刀作斜向小切口，注入空气，继续完成移植床剖切及完成全部手术，术毕补充前房注气形成气性前房。也可以在穿破处相对侧，以较浅的切开作板层剖切，直至完成移植床剖切后在供眼角膜上切除一片菲薄的带内皮的板层角膜组织，内皮面向下覆盖于移植床的穿破区，用10-0尼龙线间断缝合略加固定，再放置板层移植片，按常规步骤完成手术，术毕按上述方法注气，重建前房。移植床穿破处理过程中，使用黏弹剂可导致后弹力膜穿破口扩大，因此应避免用其重建前房。

为避免发生植床穿破，手术前应细致地作裂隙灯检查，牢记术眼角膜的厚薄情况，剖切移植床时，保持手术刀以倾斜方向，按角膜板层结构剖切，切忌垂直向下及过度施压。如果要在很薄的角膜基质上继续剖切，可在角膜周边部穿刺，排出少许房水，在适度降低眼压的情况下剖切，也是避免穿破的好方法。

(2) 移植片与移植床对合困难：板层角膜移植术中，可出现移植片与移植床对合困难，导致缝合时植片与植床边缘难以紧密结合，即使是比移植床口径略大的移植片，也可出现此现象。其发生原因是移植片发生收缩所致，特别是用新生儿或婴幼儿的供眼制作移植片时更易出现移植片收缩现象。另一原因为术眼的移植床划界过浅，导致剖切口径超越原来划界的面积。

出现植片与植床不能拉拢对合时，可用钻石刀或刀片在术眼的角膜缘的透明角膜区作一斜向的前房穿刺，放出少许房水，常可顺利完成缝合。若仍不能对合，可将术眼的移植床边缘作全周的潜行分离，分离宽度约1mm，则可克服植片植床边缘对合困难问题。但如果发现植片口径明显小于移植床，应制取另一口径略大的板层移植片。强行拉拢缝合，将导致术眼移植区域的后弹力膜皱缩，术后出现明显皱褶及基质水肿，甚至因此而损害术眼的角膜内皮，使术后移植床基质持续水肿。

(3) 移植片边缘隆起：术中缝合时，板层移植片边缘隆起，如不处理，将导致术后泪膜涂布不均，上皮愈合困难，甚至持续性角膜上皮缺损，基质浸润水肿，溃疡形成。其发生原因是板层移植片厚度大于移植床的边缘深度，出现两者镶嵌不匹配。多数是由于移植床的周边剖切深度过浅，或移植片过厚所致。

如果术眼的周边角膜厚度正常，可通过剖切口加深周边移植床深度。如果术眼的周边角膜已有病理性变薄，在完成移植片上、下、左、右对称的四针间断缝合后，用角膜剪剪薄移植片后表面边缘的基质面，使移植片边缘厚度与移植床边缘深度互相匹配即可。

(4) 植片下异物残留和结晶样物质沉积：层间异物残留是板层角膜移植术较常见的手术并发症。其来源为棉丝，纱布屑，缝线上脱落的细小纤维，劣质吸血海绵拭子脱落的碎

屑、显微器械上脱落的金属碎屑等。可引起手术后的层间炎症反应，或新生血管侵入，不同程度地影响视力及手术效果。因此术者及其助手在板层移植术全过程中应高度注意勿让异物或碎屑等物质落入移植床，盖移植片前把植床冲洗干净后，加大显微镜倍数检查，及时发现清除异物。如果术后发现异物残留，应密切观察，经观察无不良反应者可不做手术处理。若发现有严重反应（诱发新生血管、炎症浸润甚至感染等），应及时打开移植床，祛除异物并作相应处理，再缝合移植片。

术后偶尔在移植片与移植床交界面上出现结晶物质，多来源于出血或术后层间渗出液析出的脂质物质。视力无大障碍，位于视轴区者，则会轻度影响视力。一般无须手术处理。

（5）植片下积血：植片下出血多见于有浓密深层新生血管的病例。术中可压迫或烧灼止血。缝针经过角膜缘组织时也很容易出血。在结扎缝线前应先清除凝血块。如缝合过程中有凝血积在植片下，可先完成所有缝线，留下一部分不结扎，待用生理盐水洗净植片下凝血后，再结扎余下缝线。如患眼角膜全层有粗大新生血管，估计做板层角膜移植无法清除干净，则从光学效果来说，不宜作板层角膜移植而应作穿透性角膜移植，如果是治疗目的或成形目的的板层角膜移植，则另当别论。

（6）角膜的厚度异常或不规则：这是深板层角膜移植和后板层角膜移植常见的术中并发症。主要原因包括自动板层角膜刀设置错误、负压环吸引不足、刀片不合格或有损伤、术者操作不熟练及患者不合作等。如角膜瓣无缺损可继续手术，否则应将角膜瓣复位，推迟手术时间或更改手术方式。

（7）植片上皮面的辨别：电动角膜刀切取较薄的角膜板层，特别是从小儿眼球取出者，有时难以辨别哪一面是上皮面。此时可以放在平衡盐溶液中，角膜片自会恢复原来的曲度，凸面是上皮面。

（8）取植片时供眼穿破：界切口太深，或用角膜刀剖切时压力过大，不能保持水平进刀，可能发生供眼眼球穿破。如再无备用眼球，可以从剖开板层的旁侧依原切开的深度，慢慢用刀剖出植片。

2.术后并发症

（1）持续性移植片上皮缺损或移植片溃疡：持续性移植片上皮缺损及继而发生的移植片溃疡或移植片溶解是导致板层角膜移植术失败的重要原因。主要见于眼表衰竭的病例如累及角膜缘的化学伤或热烧伤。角膜缘上皮干细胞的分裂增生是正常角膜上皮来源，因此，角膜缘破坏及干细胞受损的患眼接受角膜移植后，移植片的上皮化会出现障碍，进而导致移植片前弹力层及基质暴露，发生浸润和形成溃疡。此外，眼睑闭合不全、干眼病也可导致植片上皮脱落，基质溶解甚至移植片穿破。即使是角膜缘正常的术眼，由于术眼角膜缘裸露时间过长，术中未注意湿润保护，也可导致角膜缘干细胞受损，引起移植片上皮化延迟。

板层角膜移植的患者术前均要作泪液分泌试验，以排除干眼病。有眼睑缺损者，要先行眼睑成形术，恢复其闭睑功能。术眼为角膜缘干细胞衰竭的病例，应联合施行角膜缘移植术。术中注意避免损伤移植片的上皮。术后可戴亲水性角膜接触镜及滴入工泪液，也可加用胶原酶抑制剂滴眼。如果出现无法控制的移植片溃疡，可更换移植片，必要时可作睑缘缝合术。

（2）移植片新生血管化：移植片新生血管会影响移植片的透明度，并增加移植排斥反应的危险性。术后移植片新生血管的主要相关因素有：

①角膜缘干细胞衰竭的患眼，例如角膜化学伤、热烧伤等，由于角膜缘干细胞遭到严重破坏，眼表为结膜表型的上皮覆盖。即使移植片来自新鲜供体，但也是仅带来短期存活的角膜暂时扩充细胞（TAC），随时间推移，角膜眼表衰竭不能从根本上解决，移植片新生血管几乎是不可避免的，因此必须联合角膜缘移植术。

②患眼角膜曾有长期或反复发作角膜炎病史，新生血管众多，术中不易清除，术后迅速长入植片。

③术后移植片因各种因素例如睑闭合不全、内皮失代偿等，导致植片水肿、炎症、溃疡，也可诱发新生血管。

术前应做睑成形术，矫正睑闭合不全。剖切移植床时应尽量彻底切除新生血管组织，对于陈旧性角膜化学伤的病例，如果角膜基质深层新生血管无法剖切清除，宁可行部分穿透性角膜移植术。术眼为角膜缘干细胞衰竭者，应先行或同时行角膜缘（干细胞）移植手术。术前发现有干眼症者，术后应采取治疗干眼症的一切措施，例如使用可溶性泪小管栓子暂时阻塞泪小管或永久性封闭泪点。使用优质的人工泪液等。外伤导致严重干眼者应先行自体颌下腺移植，部分重建泪膜。

（3）移植片排斥：板层移植片的排斥反应发生率低，4%～5%，即使发生程度也较轻。深板层角膜移植保留了自身的角膜上皮及内皮层，排斥反应发生的概率更少。板层移植片的排斥反应以上皮型或基质型为主，后板层角膜移植片可能发生内皮排斥。

排斥反应多发生于术后早期数周，但也可发生于术后两年，症状为视力减退、轻度流泪、疼痛和结膜充血，移植片可见上皮排斥线或基质浸润灶，伴新生血管侵入。移植片上皮排斥线常可发生于大面积的板层移植片或全板层移植片，由于症状轻微而不易被发现，植片上皮有一条细小的微隆起的灰白色浸润线，可被荧光素染色，上皮排斥线可移动累及移植片的全上皮细胞层，全过程大约14天，治疗控制后移植片仍保持透明。移植片基质层排斥的症状较明显，容易被察觉，往往从有血管的移植片边缘开始，继而逐渐扩展，表现为基质浸润混浊，新生血管可伴随侵入，其相应部位的移植片上皮糜烂脱失。

一旦发生排斥，应尽早治疗。局部滴用肾上腺皮质激素眼药水或2%环孢素A滴眼剂或0.05%FK-506滴眼液。严重者可球结膜下注射肾上腺皮质激素或静脉给药。

（4）角膜原发病的复发：板层角膜移植只是剖切了板层角膜病变组织，而不是全层切除角膜病变组织。感染性角膜病变，即使是在高倍显微镜下祛除可见的病变组织，使移植床透明，也不等于所有病原体已被彻底清除干净。例如真菌性角膜溃疡行治疗性板层角膜移植，即使在移植床划界范围已能祛除病灶区的情况下，移植床有残留少许水肿混浊组织，也存在着溃疡复发的危险。另外单孢病毒性角膜炎施行治疗性板层角膜移植也易于复发。因此，感染性角膜病变在选择手术方式时需把握好适应证。部分角膜营养不良板层角膜移植若干年后，移植片可以出现病变的复发，不一定是角膜病变组织剖切不干净所致。推测是由于此种导致病变相关的全身或角膜局部致病因素仍未能祛除。

细菌或真菌感染所致的复发病变，多在板层角膜移植术后数天出现，在移植床边缘或植片植床交界面，出现化脓浸润灶，炎症症状再起，房水混浊或前房积脓。单孢病毒性角膜炎的复发为术后数周或数月，其角膜病灶形态及类型与全身免疫状态有关。角膜营养不良的复发往往出现在手术后的数月或数年。

感染性角膜炎的治疗性板层角膜移植术，术后应常规使用敏感抗生素滴眼液滴眼或球结膜下注射，必要时，术后抗生素静脉点滴数天。如移植床边缘或移植床再度出现浸润化脓灶，应迅速手术治疗。移植床仍有一定厚度者，可考虑再行一次板层角膜移植，包括祛除移植片，扩大移植床范围，加深移植床剖切深度以彻底祛除感染浸润灶，使用敏感的抗生素球结膜下注射或静脉点滴，有望控制感染。如果复发感染病灶的深度已达移植床全层，则适度扩大移植床，改作穿透性角膜移植。角膜营养不良板层移植术后原有角膜病变复发，原则上改作穿透性角膜移植。

（5）移植片移位：该并发症少见，在植床过浅、缝合固定不佳、患者揉擦术眼等情况时发生，深板层角膜移植和后板层角膜移植制作的角膜瓣如未固定或缝线过少，也易发生角膜瓣移位。应立即重新缝合固定，使用压迫绷带或角膜接触镜。

（6）感染：常为供眼带菌，结膜囊带菌或手术中污染造成，临床并不多见，但后果严重。多发生于术后2～4天内，表现为移植片和移植床交界面出现化脓性浸润灶，常伴前房积脓。一旦发生，应从速手术处理，加深移植床，彻底剖除植床感染灶的浸润组织，更换新的移植片。如行板层剖切不能彻底清除化脓组织，则应改作穿透性角膜移植。行上述手术时，应取材作细菌及真菌培养及药物敏感度试验，术后应结膜下及全身使用敏感的抗生素治疗。

第三章　青光眼

第一节　原发性闭角型青光眼

一、原发性急性闭角型青光眼

急性闭角型青光眼好发于40岁以上妇女。男女两性之比约为1：4。开始发病可见于30～90岁，40岁以上发病者占90%以上，而80%以上的患者又集中在41～70岁。情绪激动、长时间在暗环境工作及近距离阅读、气候变化季节更替都可能导致它的急性发作。瞳孔阻滞是这类青光眼发生的主要机制，也就是说急性闭角型青光眼患者绝大部分为瞳孔阻滞型，但也有少数患者为非瞳孔阻滞型（详见本章高褶虹膜综合征部分）。

（一）临床表现

根据急性闭角型青光眼的临床经过及疾病转归可将其分为临床前期、先兆期、急性发作期、缓解期、慢性期、绝对期。

1.临床前期

从理论上讲临床前期指急性闭角型青光眼发作前，眼部尚未见任何病理损害的闭角型青光眼。但是在临床上则很难从窄房角的人群中区分出这类患者，所以临床上一般指一眼发生了急性闭角型青光眼，对侧眼和患眼一样具备发生闭角型青光眼的解剖特征，有可能发生急性闭角型青光眼，但目前尚未发生闭角型青光眼的情况。

2.先兆期

又称前驱期，约1/3的急性闭角型青光眼在急性发作前往往可出现间歇性的小发作史。患者劳累或较长时间在暗环境中工作或近距离阅读后出现轻到中度眼球胀痛，一过性黑蒙，经休息或睡眠后自行缓解。每次发作时眼压达中度升高，有时可出现虹视。开始时每次发作间隔时间较长，如数周到数月，以后逐渐转向频繁，最后导致急性发作。

3.急性发作期

是急性闭角型青光眼的危重阶段。患者自觉剧烈眼痛及同侧头痛，常合并恶心、呕吐，有时可伴有发热寒战、便秘以及腹泻等症状。常见的眼部症状有：

（1）视力下降：急性发作期的视力多系急剧下降，严重者仅见眼前指数，甚至只留光感。其原因，一方面由于角膜水肿；另一方面也是重要的一面，由于高眼压引起视神经普遍性缺血。如果持续高眼压不解除，不久即可发展成失明。眼压如能迅速下降，视力可以明显改善，甚至于个别失明数周的病例，手术降压之后，还可以恢复一些有用视力。

（2）疼痛：急性闭角型青光眼引起疼痛的程度因人而异，患者可以感觉眼部不适及眼周围胀感，严重的甚至出现眼痛和头痛。通常眼局部充血越明显，疼痛越严重。疼痛沿三叉神经分布区，也可局限于眼部或者扩展反射到前额、耳部、上颌窦及牙齿等处。如不细心检查，容易造成误诊，值得注意。

（3）眼压升高：急性发作期可突然发生眼压升高。一般均在5.20kPa（40mmHg）以上，个别严重病例可达13.4kPa（100mmHg）以上。对于这类病例，如不及时治疗，往往于24～48小时内即可失明，有人称其为暴发性青光眼。一些病情较轻的病例，由于高眼压所致的瞳孔散大，可使瞳孔阻滞解除，未经治疗，眼压可以恢复至正常或接近正常范围。多数病例经治疗后眼压可下降。

（4）充血：眼压开始升高时，不一定合并眼球表层充血。如果眼压持续升高，并超过眼内静脉压时，即发生静脉充血，开始为轻度睫状充血，继而全部结膜及巩膜充血。有时可出现轻度结膜水肿，甚至眼睑水肿。虹膜血管也会出现充盈。当发生充血之后，就可能出现房水闪辉，并开始疼痛。

（5）角膜水肿：急性发作期患者几乎全部主诉视物模糊及虹视，这是由于眼压突然升高引起角膜水肿所致。它是急性闭角型青光眼诊断指征之一。角膜水肿倾向于累及全角膜，但也有仅中央部水肿而周边部正常者。如果眼压升高至5.20kPa（40mmHg）以上，即可出现角膜水肿。但是眼压缓慢升高者，经过数月至数年，眼压虽达9.23～10.87kPa（70～80mmHg），仍不发生角膜水肿。另一方面，一些病例病情严重，且已持续24小时以上，虽经治疗使眼压下降，但角膜水肿仍继续存在，以裂隙灯显微镜作光学切面检查，可见角膜厚度增加，合并后弹力层皱褶，一般经过一次急性发作后角膜内皮数可减少33%。经过数天甚至数周以后，角膜才逐渐透明。局部滴甘油之后，仍不易使之清晰，就是使用高渗剂也不容易改变这种角膜水肿状态。这种情况可能是房水经过受损害的内皮侵入角膜的结果。因此角膜的透明度有赖于角膜内皮细胞的恢复。

急性发作期的角膜混浊除由于角膜上皮水肿外，还由于突然眼压升高使角膜板层扩张，中断它们的光学连续。混浊角膜的作用就像一个衍射光栅将白色光线分裂成为彩虹样的颜色成分，产生典型的彩环（蓝紫绿色最近光源），也就是虹视症。任何眼屈光间质的混浊，如瞳孔区角膜面的黏液、角膜瘢痕、低压性角膜水肿、晶状体初期混浊以及各种原因引起的玻璃体混浊等，都可以出现灯光周围类似晕轮之发光，但一般说来没有颜色出现。

（6）瞳孔散大：由于眼压升高超过动脉灌注压水平时可导致瞳孔括约肌麻痹或部分括约肌萎缩，结果出现瞳孔散大，这是青光眼与虹膜睫状体炎重要鉴别点之一。瞳孔中度散大呈垂直椭圆形。瞳孔常呈固定状态，光反应及调节反应均消失。一般原发性开角型青光眼不出现这样的瞳孔改变。一些病情较轻的病例降压后瞳孔可恢复常态。眼压特别高且合并明显周边虹膜前粘连者，虽施手术或药物治疗使眼压降至正常范围，但终身瞳孔保持散大状态。

(7)虹膜萎缩：在高眼压状态下，供给虹膜的动脉可能发生局部循环障碍，结果局部缺血，以致发生节段性虹膜基质萎缩，有时上皮层也萎缩。通常发生于上方虹膜，其他部分也可出现。接近瞳孔缘之萎缩变得比较明显。另一些病例由于持续性高眼压的影响，引起虹膜普遍缺血，虹膜也出现普通萎缩。萎缩区之虹膜表面附着尘状色素颗粒。虹膜薄甚至前后房可以贯通。这种虹膜完全萎缩区如果发生在近瞳孔缘部分，在临床上具有一定意义。它可以防止瞳孔阻滞的形成，故能防止急性闭角型青光眼的再发生，因而无须施周边虹膜切除术即可达到青光眼治愈之目的。

(8)房水闪辉：由于静脉充血，一些蛋白质溢出到房水内，导致房水闪辉，这是常见的眼部症状，但是这种闪辉通常不十分显著。晚期病例房水内可见游离色素。虹膜表面、角膜后面、晶状体前囊以及房角的小梁面均可以看到这种棕色色素沉着。如果出现严重的房水混浊，应考虑排除继发性青光眼之可能。个别严重病例可发生前房无菌性积脓。

(9)虹膜后粘连及周边虹膜前粘连：由于急性发作期晶状体前囊同虹膜接触面比较密切，再加上虹膜充血及蛋白渗出，可能会出现轻度虹膜后粘连，但不像虹膜睫状体炎那样严重。

持久周边虹膜前粘连一般不发生于开始发病后数小时之内，但也有持不同意见者，认为时间因素不是主要的，主要在于严重的充血、明显地纤维性渗出、虹膜水肿及角膜水肿等有助于周边虹膜前粘连的形成。特别是充血越严重，纤维性渗出越明显，持久性粘连的机会就越大。这一类患者在眼压下降后，房角仍然闭塞不再开放。

(10)前房角闭塞：前房角闭塞是本症重要体征之一。以房角镜检查证明周边部虹膜与小梁面相贴。若未形成周边虹膜前粘连，眼压下降后，闭塞之房角可再开放。若已形成持久周边虹膜前粘连，不仅加压后，就是眼压下降也不会变宽，焦点线无移位。当青光眼急性发作时，角膜常显示不同程度水肿，在局部麻醉下点2~3滴甘油后，暂时恢复角膜的透明度，有助于详细检查眼内情况。

(11)晶状体改变：严重的急性闭角型青光眼可以引起晶状体改变，在瞳孔区之晶状体前囊下可见半透明瓷白色或乳白色混浊斑点，有人描述为青光眼斑。在发病早期可表现为大片状，随着眼压下降，这种片状混浊可以出现部分再透明，结果呈点状、絮状或半球状等。典型的变化是长圆形或点状混浊，位于晶状体纤维末端。它倾向于沿晶状体纤维缝合分布，因此常呈放射状。一些病变较轻者，只出现少数散在小点，呈不规则的排列。青光眼斑的发生，被认为是高眼压下造成的营养障碍的结果。随着年龄增加，青光眼斑可被透明皮质推向深层。这些斑点混浊不出现于晶状体后皮质及被虹膜遮盖的晶状体前面。青光眼斑对急性闭角型青光眼的诊断特别是回顾性诊断有一定价值。

(12)眼底：青光眼急性发作期眼压急骤升高，可直接造成对视神经的损害，视盘充血、水肿，视盘周围血管出血，有时可发生视网膜中央静脉阻塞（可以是急性眼压升高造成的结果，也可以是造成急性闭角型青光眼的诱因）。急性眼压升高可造成视神经纤维及视网膜节细胞以及光感受器的损害，如果高眼压持续时间太长，将遗留下不可逆性严重损害。眼底检查可发现无明显视杯扩大性的视盘苍白。

急性发作期视野改变可表现为非特异性的向心性或上方视野缩窄、盲点扩大、视神经纤维束损害性视野缺损、中心视野缺损等。

如果眼压得到及时控制，病情缓解后，患者视野可恢复正常，但遗留不同程度的色觉、对比敏感度损害。

4.缓解期

急性闭角型青光眼经治疗或自然缓解后，眼压可恢复至正常范围。眼部充血，角膜水肿消退，中心视力恢复至发作前水平或略有降低，房角重新开放。这些患者房角遗留不同程度粘连性关闭，小梁网遗留较大量色素，尤其以下方房角处为甚。这时有少部分患者由于瞳孔括约肌麻痹或虹膜节段性萎缩穿孔解除瞳孔阻滞之外，大部分患者激发试验仍可激发眼压升高。急性闭角型青光眼缓解期是暂时的，如在此期及时行周边虹膜切除术，可解除瞳孔阻滞，达到预防再次急性发作的目的。

5.慢性期

急性发作期未经及时、恰当的治疗或由于房角广泛粘连，可迁延为慢性期。急性症状没有完全缓解，眼压中度升高，角膜基本恢复透明，房角检查发现广泛粘连关闭。如果在此期得不到恰当治疗，眼底和视野则发生和慢性闭角型青光眼相似的损害。

6.绝对期

由于急性发作期治疗延误或其他期末能得到恰当治疗，眼失明后称之为绝对期。绝对期的临床症状主要是高眼压，眼部检查除可见急性发作后的眼部体征外，晚期绝对期青光眼尚可合并角膜钙化、虹膜及小梁网纤维血管膜形成及白内障等。

（二）诊断

1.诊断要点

（1）患者具有发生原发性闭角型青光眼的眼部解剖特征。

（2）急性眼压升高，房角关闭。

（3）单眼发病患者作对侧眼检查，发现同样具有发生原发性闭角型青光眼的眼部解剖特征。

（4）眼部检查可见上述各种急性高眼压造成的眼部损害体征。

2.激发试验

暗室试验是为原发性闭角型青光眼筛选、设计的一种激发试验。早期的设计者以患者暗室试验前后的眼压变化作为判断指标，认为眼压升高≥8mmHg者为阳性，采用这种判断方法则存在以下问题：一方面，通常只有在房角功能关闭＞1/2时眼压才会升高，如果仅根据眼压的变化标准确定试验的阳性和阴性结果，当房角功能关闭范围＜1/2时，眼压将不升高或稍微升高，则可能被判为阴性结果，增加了漏诊机会；另一方面，部分患者暗室试验后的眼压升高并非由房角关闭引起，如果单纯以眼压升高为标准，会增加假阳性结果，使诊断的特异性下降，增加误诊率，所以采用这一方法其诊断的敏感性和特异性均较低。

超声生物显微镜（UBM）暗室试验结果以眼压升高和房角关闭为阳性判断标准，可使暗室试验的敏感性由31.8%提高到68.2%，同时又避免了仅以眼压升高为标准所致的假阳性结果的产生。有学者应用前节光学相干断层成像技术（OCT）替代UBM进行暗室激发试验，因为前节OCT操作起来简单、方便、速度更快，同时它不受光照影响，并能够记录暗室条件下房角的动态变化。

3.鉴别诊断

（1）由于急性闭角型青光眼急性发作期可出现剧烈头痛及消化道症状，所以可能掩盖眼部情况而被误诊为内科或其他科疾患而延误治疗。为了避免这一情况发生，对于非眼科医师而言，掌握急性闭角型青光眼的基础知识是十分重要的。

（2）除急性闭角型青光眼外，血影细胞性青光眼，晶状体膨胀、晶状体溶解性、晶状体半脱位引起的青光眼，新生血管性青光眼，葡萄膜炎引起的继发性青光眼均可引起眼压急性升高，甚至遗留下高眼压造成的眼部损害体征。为了和上类情况进行鉴别，其中最重要的是作对侧眼的检查。对于原发性闭角型青光眼而言，双眼往往具有同样的解剖特征，如果发现对侧眼不具有同样特征，则应作进一步检查，做出鉴别诊断。

（3）本病与急性虹膜睫状体炎及急性结膜炎的鉴别诊断在一般教科书内已介绍，此处不再赘述，但必须强调提出此三种病在治疗上有相互矛盾之处。因此，错误的诊断将导致病情恶化，甚至可能造成失明。

（4）和原发性（传统型或典型）恶性青光眼的鉴别诊断：由于原发性恶性青光眼临床表现及眼部解剖体征和本病有许多类似方面，因此很易造成误诊。另外，由于两病的处理原则不同，由于误诊可造成严重的损失，所以两者的鉴别诊断是非常重要的。恶性青光眼也具有眼前段狭小的特征，但往往和本病相比眼前段更为狭小、晶状体厚度更厚、眼轴更短、晶状体相对位置更靠前。前房变浅和本病不同，虹膜表现为和晶状体前面一致性向前隆起，最为重要的是当用缩瞳剂治疗后，病情恶化。

（三）治疗

急性闭角型青光眼治疗的目的有：

（1）解除瞳孔阻滞。

（2）重新开放房角。

（3）预防视神经进一步的损害。

为了达到以上目的，在急性闭角型青光眼治疗中有以下原则需要遵循：

（1）急性闭角型青光眼属眼科急诊范围，应争分夺秒地给予恰当处理，以免造成视功能不可挽回的损失。

（2）未经有效而适当的药物治疗前，高眼压状态下切勿匆忙施行手术。以免术中、术后严重并发症而带来严重后果。

（3）眼压控制后，切忌突然停药，应逐渐减药，可先停全身用药，如高渗剂、碳酸酐酶抑制剂，以后再停局部用药，例如β-受体阻滞剂。

（4）停药后48小时以上、1/2以上房角开放、眼压恢复正常范围者，可选择周边虹膜切除术，虽然用药使高眼压下降，但不能恢复至正常范围，且功能小梁开放不到1/2者不必停药，应及时施行滤过手术。

（5）对侧眼如果合并浅前房窄角者，应及早行预防性周边虹膜切除术，在未行手术之前应滴用缩瞳剂，以免激发其发作。

1.药物治疗

药物治疗的目的是迅速控制眼压，为激光或手术治疗创造条件。

在高眼压状态下[眼压高达6.63kPa（50mmHg）以上]，瞳孔括约肌对缩瞳剂反应差，频繁使用缩瞳剂不但达不到治疗目的，反而可带来严重的不良反应，例如胆碱能危象，所以应先选用高渗剂如20%甘露醇，合并糖尿病者可选用同等量异山梨醇，另外可供选用的高渗剂还有50%甘油盐水及尿素等，同时可口服碳酸酐酶抑制剂。眼局部可使用肾上腺素能受体阻滞剂或碳酸酐酶抑制剂控制眼压，在应用上述药物后，眼压降至中等水平时可开始局部使用缩瞳剂，例如不同浓度的毛果芸香碱，开始时半小时一次，使用了3~4次后改为每天四次。

一些作用强的胆碱酯酶抑制剂如氟磷酸二异丙酯（DFP）、优目缩及碘磷灵，可使眼局部血管扩张，甚至有引起眼压升高的危险，故禁用于本症。除了受体阻滞剂以外，其他肾上腺素降眼压药物，因为具有不同程度的散瞳作用，故对本症慎用。

眼局部炎症的控制也是十分重要的，特别是对于准备行滤过手术的患者更为重要。眼局部或全身并用糖皮质激素及吲哚美辛类药物控制眼局部炎症反应，为手术治疗创造有利条件。

除上述治疗外，还应注意辅助治疗，如果患者便秘可给予硫酸镁30g溶于60ml水中口服，既能达到通便作用又有降压作用。患者如果疼痛剧烈，可注射0.5ml吗啡，既可以止痛，又有缩瞳作用，对于开放已闭塞的房角有辅助作用。如果患者烦躁不安而失眠时，可给以苯巴比妥或氯丙嗪使其充分休息，以配合青光眼的治疗。

2.激光虹膜周边成形术和前房穿刺术

这两种手术也可作为急性闭角型青光眼的一线治疗。

激光虹膜周边成形术避免了周边虹膜永久粘连，也能解除新鲜的周边虹膜前粘连，同时使高眼压和炎症反应对小梁网滤过功能的影响最小化。前房穿刺即刻降低眼压，也就阻止了由于急性眼压增高引起的视神经和小梁网的继发损伤，但前房穿刺不能从根本上解除瞳孔阻滞，所以建议前房穿刺后要继续应用降眼压药物直到行周边虹膜切除术为止。同时，前房穿刺术本身也为消除角膜水肿、尽快实施周边虹膜切除术创造了条件。

3.激光虹膜周边切开术

闭角型青光眼急性发作缓解后，应尽快实施激光虹膜周边切开术。另外急性发作的对侧眼因为具有与发作眼相似的解剖和生理特征，也需要一并给予激光虹膜周边切开术，以预防发生急性发作。目前激光周边虹膜切除术有取代手术周边虹膜切除的趋势，但在以下情况仍可选择手术周边虹膜切除术：

（1）房角关闭1/2左右，眼压在正常值上限，如果行激光周边虹膜切除术，可能由于脱落的色素加重残余房角小梁的损害，激光术后眼压升高，这种情况可选择手术周边虹膜切除术。

（2）激光虹膜穿孔失败或激光孔反复被堵塞。

（3）周边角膜混浊，不利于行激光周边虹膜切除术。

（4）患者由于身体其他原因不能配合激光手术。

4.青光眼滤过性手术

对于已形成广泛周边虹膜前粘连者，房角粘连关闭超过1/2以上，特别是急性闭角型青光眼慢性期应选择滤过性手术。由于急性闭角型青光眼的特殊性例如眼前段狭小的解剖特征，所以不同于其他青光眼，其滤过术后发生浅前房甚至恶性青光眼的概率较大。另外，由于急性发作期炎症反应的影响，术后滤过泡瘢痕化的机会也较多。对于这类青光眼目前常选择的滤过手术方式为复合式小梁切除手术，即术中巩膜瓣密闭缝合、巩膜可拆除缝线技术及纤维抑制剂联合使用。

由于滤过手术和周边虹膜切除手术相比，发生并发症的概率较大，所以有一些学者提出房角关闭超过1/2达3/4、眼压超过正常范围，但局部使用降眼压药物可使眼压控制在正常范围的患者也可选择周边虹膜切除术，解除瞳孔阻滞，术后按残余青光眼处理，局部使用降眼压药物，并严密追踪观察。如果眼压控制良好可长期局部用药控制，如果眼压控制不良则考虑行房角分离或小梁切除手术。

5.晶状体摘除联合后房型人工晶状体植入术

急性闭角型青光眼发作患者，其瞳孔阻滞往往是导致房角关闭的主要原因，因为病程短，房角关闭也大多是黏附性的，小梁网也没有受到不可逆的损伤。这类患者在接受晶状体摘除联合后房型人工晶状体植入术后，前房显著加深，房角加宽，整个晶状体虹膜膈后移，房水流出系数增加，降眼压效果显著，术后不需要降眼压药物的辅助治疗就可以取得满意的降眼压效果。但是毕竟晶状体摘除联合后房型人工晶状体植入术是一种内眼手术，具有相应的风险性，眼科医师不能过分扩大手术的适应证，尤其对摘除透明晶状体治疗急性闭角型青光眼仍有很大的争议性，所以对于采用晶状体手术治疗急性闭角型青光眼应保持谨慎态度。

二、原发性慢性闭角型青光眼

原发性慢性闭角型青光眼好发于亚洲人群，特别是东亚及东南亚地区的人。在我国，慢性闭角型青光眼占原发闭角型青光眼总数的50%以上。该病发病年龄较急性闭角型青光眼早，可早到17岁。30岁以上发病者占94%，30岁以下者占6%，男女比例约为1：1，其中双眼发病者占85.2%，单眼者占14.8%。其中有仅40%患者在发病过程中无任何症状，甚至在偶尔体检中发现严重视功能损害甚至失明，所以它是我国最常见的不可逆性致盲眼病。

慢性闭角型青光眼不同于急性闭角型青光眼。目前研究发现，慢性闭角型青光眼和急性闭角型青光眼比较，都存在共同的眼解剖特征，但其房角关闭的临床过程则不同，对治疗的反应也不同。值得注意的是，关于原发性闭角型青光眼的发病机制，笔者研究发现中国闭角型青光眼房角关闭呈多样性及多种机制共存型。西方人的闭角型青光眼发生以瞳孔阻滞为主，中国人存在虹膜附着点靠前、周边虹膜肥厚、睫状体前位等非瞳孔阻滞因素。和急性闭角型青光眼相比，慢性闭角型青光眼中央前房深度较急性闭角型青光眼略深，相对性瞳孔阻滞强度较急性闭角型青光眼小。慢性闭角型青光眼中有很大一部分病例在周边虹膜切除术解除瞳孔阻滞后，周边前房无明显加深、房角仍狭窄，散瞳或在自然状态下仍可发生房角关闭，所以提出慢性闭角型青光眼中除瞳孔阻滞型外，尚存在其他非瞳孔阻滞因素。由于慢性闭角型青光眼发病机制的复杂性，其临床经过也表现为多样性，其中约有2/3的病例有间歇性小发作病史，而1/3的病例则无任何症状。另外，它们对治疗的反应也不同，部分病例经周边虹膜切除解除瞳孔阻滞后，阻止了房角进行性关闭，而有较大部分病例采用上述治疗后仍未能控制房角进行性关闭。

中国闭角型青光眼房角关闭呈多样性及多种机制共存型，慢性闭角型青光眼不是单纯一种类型的闭角型青光眼，它是由临床经过相同但发病机制不同的一些亚型组成。根据西方人闭角型青光眼发病机制建立的治疗模式不适合中国人群，了解疾病的发病机制可以指导临床医师对闭角型青光眼患者采用个体化的、有针对性的预防和治疗模式。

(一)临床表现

1.病史

约2/3以上的慢性闭角型青光眼者有反复发作的病史。发作时表现为或多或少的眼部不适、发作性视朦及虹视，部分病例兼有头昏或头痛。这种发作冬季比夏季要多见一些。情绪紧张、过度疲劳、长时间阅读或近距离工作、看电影、失眠及下象棋等因素常常参与发作。有些妇女在月经期前后或月经期表现出规律性的发病。

所有患者都认为经过睡眠和充分休息可以使眼压恢复正常，自觉症状消失。甚至晚期病例也有同感，但症状不能完全缓解，病程越长，睡眠对治疗的作用越小。极少数患者主诉早晨出现症状。在病程的早期，发作性眼压升高及其伴随症状，间隔数月才发作一次。在发病过程中，间隔时间越来越短，发作时间越来越长。有些病例，直至几乎每晚发作才到医院就诊。

另外，不到1/3的慢性闭角型青光眼患者却无任何自觉症状，也像原发性开角型青光眼那样，偶尔遮盖健眼，始发现患眼已失明或视力有严重障碍。对于这类患者若不详细检查前房角，往往误诊为原发性开角型青光眼。

2.外眼及眼底情况

通常在高眼压状态下眼球局部并不充血，当眼压升高时，一般角膜是透明的，表现为或多或少的上皮性水肿。这种情况取决于眼压的高低。高眼压状态下通常瞳孔轻度散大，瞳孔光反射大部分正常，少数病例迟钝。

眼底检查可见早期视盘完全正常，到了发展期或者晚期，则显示程度不等的视盘凹陷及视神经萎缩。视盘的变化取决于疾病发展的阶段。

3.眼压变化

本症的眼压升高是发作性的。开始的发作具有明显的间隔时间，晚上仅持续数小时，在睡前达到最高峰，充分睡眠和休息后可自然缓解。随着疾病的发展，高眼压持续时间要长一些，几天才可以缓解，甚至不用药不能缓解。尚有一部分病例眼压虽超过了正常范围，但缺乏明显自觉症状，并且保持良好视力，这样给诊断上带来一定困难。早期的慢性闭角型青光眼患者在两次发作之间，测量眼压是正常的，24小时眼压差也在正常范围内，但是发展期病例由于反复发作，虹膜根部同小梁面接触造成小梁组织损伤。另一方面，由于前房角持续闭塞，发作时间长了往往引起不同程度的周边虹膜前粘连，因而它的基压渐渐升高，在间歇期也不能恢复至正常眼压水平。

4.前房角变化

慢性闭角型青光眼房角形态不是千篇一律的。瞳孔阻滞型慢性闭角型青光眼房角形态和急性闭角型青光眼类似，虹膜根部附着点靠后，房角隐窝深，周边虹膜中度到高度膨隆，房角狭窄，但房角在各个象限宽度有明显差异。一般上方象限房角最窄，其次为鼻侧、颞侧、下方。这类房角发生关闭总是先发生于上方房角，由上向下进行，下象限房角最后受累。房角关闭区和开放区分界清楚。粘连关闭可超过功能小梁网甚至达到Schwalbe线。这类房角也可表现为反复发作性功能关闭，功能关闭时由于周边虹膜和小梁网反复接触而造成小梁网功能损害。房水流畅系数下降，造成眼压升高，甚至出现视神经及视野损害，但不发生房角粘连性关闭。另外，有些患者房角表现为多个象限内不同程度的房角关闭，关闭区和开放区分界清楚，粘连关闭区相对应的周边虹膜不同程度局限性膨隆，房角镜检查加压后，膨隆区很少减轻。如果作超声生物显微镜检查多可发现该区域虹膜及睫状体有多发性囊肿存在，房角关闭和这些囊肿有关。

另外，有很大一部分慢性闭角型青光眼房角形态与上述不同，表现为虹膜根部附着点靠前、房角隐窝较浅、周边虹膜轻度或中度膨隆、周边虹膜厚并向房角处堆积。房角关闭表现为爬行性粘连，即开始粘连发生于房角最深处，以后逐渐向上达巩膜嵴、小梁网，甚至Schwalbe线，所以房角开放区和关闭区之间呈逐渐过渡性分界。这种房角形态的慢性闭角型青光眼多表现为无任何症状，房角关闭的机制除瞳孔阻滞外可能尚有非瞳孔阻滞因素的参与。

5.视野改变

慢性闭角型青光眼早期如果未能得到及时有效的治疗，房角关闭进行性增加，眼压持续性增高，可造成类似原发性开角型青光眼视神经损害，出现视盘萎缩及视杯扩大、视神经纤维丢失，并出现相应的视野损害。本症视野损害的程度和发作的次数及高眼压持续时间有关。如不及时治疗，终致失明。

（二）诊断

1.诊断要点

（1）具备发生闭角型青光眼的眼部解剖特征。

（2）有反复轻度至中度眼压升高的症状或无症状。

（3）房角狭窄，高眼压状态下房角关闭。

（4）进展期至晚期可见类似原发性开角型青光眼视盘及视野损害。

（5）眼前段不存在急性高眼压造成的缺血性损害体征。

2.鉴别诊断

其中最重要的是和窄角性开角型青光眼的鉴别诊断。高眼压下房角的检查是至关重要的，如果在高眼压状态下检查证实房角是关闭的则诊断为慢性闭角型青光眼；如果高眼压状态下房角虽然狭窄，但完全开放则为开角型青光眼。另外也可采用特殊的缩瞳试验进行鉴别。但是对于上面提到的反复发作性房角功能关闭，造成小梁网继发性损害，但房角未发生粘连性关闭，这类慢性闭角型青光眼和窄角性开角型青光眼做出鉴别诊断有时是十分困难的。如果患者有反复发作性眼压升高病史，小梁网可见继发性损害的体征，如遗留的虹膜色素等，则做出慢性闭角型青光眼的诊断。如果上述症状及体征不明显则较难作出判断。采用明暗环境下房角检查或明暗环境下超声生物显微镜房角检查则有助于鉴别。

（三）治疗

随着对慢性闭角型青光眼发病机制认识的加深，对慢性闭角型青光眼的处理也发生了相应的变化，即针对不同的亚型采取针对性的处理。

1.早期病例的处理

近几年随着超声生物显微镜技术的应用，为慢性闭角型青光眼根据发病机制分类提供了手段，可对不同亚型做出分型诊断。

在无超声生物显微镜的单位也可根据慢性闭角型青光眼对治疗前后的反应以及治疗前后的前房形态、房角变化做出分型诊断。

早期瞳孔阻滞性慢性闭角型青光眼施行周边虹膜切除术后，周边前房加深、房角增宽，散瞳条件下无虹膜向房角方向堆积，对周边虹膜切除治疗反应良好，则不需作进一步处理。非瞳孔阻滞性或混合机制性所致慢性闭角型青光眼在施行周边虹膜切除术后周边前房变化不明显，甚至无变化，房角仍狭窄，散瞳条件下周边虹膜向房角方向堆积，阻塞房角。对这类病例，应再做氩激光周边虹膜成形术，使周边虹膜离开房角，增加房角宽度，避免房角进行性的关闭，并需作长期定期随访及房角检查。另外有一些病例对缩瞳剂治疗反应良好，加用缩瞳剂后房角增宽，所以也有学者主张使用低浓度毛果芸香碱，以预防房角进行性关闭。但是，毛果芸香碱会增加眼前段充血，长期使用可使瞳孔散大不良，给今后可能施行的白内障或其他内眼手术带来困难，所以笔者不推荐长期使用毛果芸香碱。另外，有一部分早期病例在行周边虹膜切除术后周边虹膜仍膨隆，并表现和晶状体前表面一致性膨隆则应考虑有晶状体阻滞的参与，这类患者使用缩瞳剂后有诱发恶性青光眼的可能，应禁用缩瞳剂。对于随访条件差的患者一般更不主张长期使用缩瞳剂预防房角进行性关闭。

2.进展期病例的处理

分两种情况可选择不同的治疗方式：

（1）房角关闭在1/2～3/4，眼压在2.67～4.03kPa（20～30mmHg），眼局部加用抗青光眼药物后，眼压可控制在正常范围，可选择施行周边虹膜切除术并根据前述原则联合或不联合虹膜成形术，阻止房角进行性关闭，但可能遗留一定的永久性眼压水平偏高的残余青光眼。对于残余性青光眼可长期局部使用β-受体阻滞剂或碳酸酐酶抑制剂等降眼压药物控制眼压，并作长期随访，如果用药后眼压仍不能完全控制，视功能进行性损害，可考虑施行滤过性手术。

（2）房角关闭1/2以上，眼压在4.01kPa（30mmHg）以上，眼局部加用各类抗青光眼药物后眼压不能控制在正常范围，可选择滤过性手术治疗。

3.晚期病例的处理

晚期慢性闭角型青光眼房角完全关闭，用药后眼压不能控制，必须施行滤过性手术。

三、护理

（一）护理评估

1.现病史

（1）评估患者起病时间、起病缓急、发作次数、有无规律性及发病时的伴随症状等。

（2）了解诱因、诊疗经过等。

2.健康史

了解有无青光眼家族史、有无促发因素存在、发病以来的用药情况及治疗效果等。

3.辅助检查

（1）房角镜、眼前段超声生物显微镜检查：可观察和评价前房角的结构，对明确诊断、用药以及手术方式的选择有重要意义。

（2）暗室试验：可疑患者可进行暗室试验，即在暗室内患者清醒状态下，静坐60～120分钟，然后在暗光下测眼压，如测得的眼压比试验前升高＞8mmHg，则为阳性。

（3）视野检查：视野缺损情况反映病变的严重程度。

4.心理-社会因素

护士注意评估患者情绪反应的强度和紧张度、性格特征、文化层次，并了解患者及家属对本病的认知程度。

（二）护理问题

1.急性疼痛

与眼压升高有关。

2.感知紊乱：视力障碍

与眼压升高致角膜水肿、视网膜及视神经损害有关。

3.焦虑

与担心疾病的预后有关。

4.有意外受伤的危险

与视野缺损、视力下降或绝对期青光眼视力完全丧失有关。

5.知识缺乏

缺乏急性闭角型青光眼自我管理的相关知识。

（三）护理措施

1.疼痛管理

提供安静、整洁、舒适、安全的休息环境，按医嘱正确及时使用降眼压药，向患者解释头痛、眼胀痛的原因，帮助患者放松，分散患者注意力。

2.心理护理

根据青光眼患者性情急躁，易激动的特点，应耐心做好心理疏导工作。指导患者控制情绪的方法，如深呼吸、听音乐等，消除紧张、焦虑心理，保持良好心态。

3.预防外伤

（1）提供光线充足的环境。

（2）做好患者的安全教育，指导患者了解预防跌倒的安全措施。

（3）指导患者掌握床边传呼系统，并鼓励患者寻求帮助。

（4）协助患者生活护理，厕所、浴室等必须安置方便和安全防护的设施，如防滑垫、扶手等，并指导患者使用方法。

（5）将常用物品按方便患者的原则定位放置，活动的空间不设置障碍物，避免患者绊倒。

4.手术护理

按眼科手术患者的常规护理。术后第1天换药，注意询问患者有无眼痛、头痛，密切观察眼压、滤过泡、前房情况，对于前房形成迟缓合并低眼压者应加压包扎。为预防炎症发生和促进前房形成，遵医嘱使用散瞳剂，必须严格执行查对制度，确认眼别，严防差错的发生。注意保护滤过泡，护理操作要轻巧，不能压迫滤过泡，包眼后外加眼罩保护。

5.健康指导

（1）用药护理：遵医嘱使用降眼压药，观察疗效和药物不良反应：

①眼局部频滴高浓度缩瞳剂（如2%毛果芸香碱）时需压迫泪囊区2~3分钟，减少药物吸收。该药不良反应可引起眉弓疼痛、视物发暗、近视加深等。偶可出现胃肠道反应、头痛、眩晕、脉快、气喘、流涎、多汗等全身中毒症状。

②β-肾上腺素受体阻滞剂使用时注意观察心率、脉率，发现异常及时停药报告医生。

脉率＜60次/分，停止使用，窦性心率过缓或房室传导阻滞患者慎用；有支气管哮喘、肺源性心脏病、心力衰竭病史的患者禁用。

③碳酸酐酶抑制剂局部用药不良反应小，常有味觉异常，视力模糊等；口服碳酸酐酶抑制剂，如乙酰唑胺应少量多次饮水，与钙酸氢钠同服，密切观察药物不良反应，如唇麻痹、手足有蚁爬行感，个别患者可能出现血尿、肾绞痛，有泌尿系统结石的患者慎用，用药后定期检查尿常规，一旦出现异常，立即停药。有磺胺过敏史的患者禁用此类药物。

④使用高渗剂时应注意观察尿量及有无电解质紊乱，心、肾功能不全者慎用。20%甘露醇250ml静脉滴注30～40分钟内滴完，静脉滴注后患者需卧床休息，预防直立性低血压。口服利尿脱水药异山梨醇口服溶液后不宜多喝水，可用温开水漱口，注意观察胃肠道的不良反应。使用高渗剂30分钟后测眼压，观察用药后的情况。

（2）自我保健知识指导：

①向患者及家属讲解青光眼是一种不能完全根治的疾病，对视力的损害不可逆，一旦确诊，需定期复诊。

②指导患者遵医嘱按时用药，以及掌握正确滴眼药水、涂眼药膏的方法，观察药物不良反应。不得随意自行停药、改药。

③指导患者及家属识别可能发生急性发作的征象，如头痛、眼痛、恶心、呕吐等。

④指导滤过手术后的患者保护滤过泡，避免碰撞或用力揉术眼，避免剧烈运动，如打球、游泳、头部倒立等。

（3）避免促发因素

①选择清淡易消化的饮食，少吃辛辣和刺激性强的食物，不宜饮用咖啡和浓茶，多吃粗纤维食品，保持大便通畅。

②指导患者掌握控制情绪的方法，保持心情舒畅，避免过度疲劳，生活有规律，睡眠充足，特别注意睡眠时枕头高度要适宜，不能过低。

③短时间内饮水不宜过多，应少量多次，但无须限制每天的摄取量。

④避免长时间阅读、看电影、电视，不要在暗室久留。不要长时间低头、弯腰，衣领、腰带不要过紧等。

第二节 原发性开角型青光眼

2002年，国际共识小组公布了开角型青光眼的定义，现已被广泛接受。开角型青光眼是一种视神经病，具有典型的结构性和功能性损害，即视盘损害和视野缺损。这两种损害是由于视网膜神经节细胞死亡及其轴索丢失所致的特征性改变。视网膜神经节细胞的轴索经视盘穿过到眼球外，常在视盘上留有凹陷区称为视杯，临床上以杯盘比值来描述其大小。当青光眼侵犯更多的视网膜神经节细胞及其轴索时，杯盘比值进行性变大。结构性改变临床上可用检眼镜或影像仪器观察到视杯变大、加深，它是由于视网膜神经节细胞轴索的丢失和支持视盘的结缔组织的变形。

轴索丢失所致的结构性改变，也可通过视盘周围视网膜神经纤维层变薄而检测到。特征性的功能丢失是用视野检查法检测中心30°以内的光敏感度。国际共识小组对青光眼的定义是，当视野检查有3个或以上测试点在正常变异范围以外，并且在同一眼睛，杯盘比值较97.5%的一般人口者大。这些标准是为了确保结构性改变不是健康个体的简单的典型变异，而是已经发生了结构和功能损伤。

现在认为，眼压的水平不是定义开角型青光眼的标准。开角型青光眼的眼压常在正常范围以内。在亚洲多数开角型青光眼患者的眼压与正常人相似，但是，眼压越高，越容易出现开角型青光眼。因而开角型青光眼不是升高的眼压的直接后果，而是与其伴随的因素有关，例如由此压力引起的对巩膜和视盘的应力和血流及压力水平之间的相互作用。现在认为，凡是有特征性的视盘改变及特征性的视野缺损，且房角是开放的，不论其眼压是升高或在正常范围内，均称为开角型青光眼，但临床上还是将伴有眼压升高，且不伴有眼部或全身其他疾病所引起的上述视盘及视野改变者称为原发性开角型青光眼。

本病发病隐蔽，常无自觉症状，多为常规眼部检查或健康普查时被发现。绝大多数患者眼压升高是由于房水流畅系数下降。眼压升高造成视神经损害的机制尚不清楚，多数学者认为是由于机械性压迫轴索或视盘缺血，或者两种机制并存。原发性开角型青光眼具有遗传因素，随年龄增长发病率增高。尚有一部分患者有青光眼性视神经损害和视野缺损，但眼压不升高，称为低压性青光眼或正常眼压青光眼。而另一部分患者眼压高于正常值范围，但其视盘和视野无青光眼性损害，称为高眼压症。从上述两种情况看，视神经对眼压的耐受力存在着明显的差别，有些视神经对压力很敏感，而另一些具有很强的抗力。

原发性开角型青光眼眼压升高，主要是小梁网对房水排出的阻力增加，阻力主要位于小梁网的内皮网，又名近管组织或邻管组织。小梁网的网眼可根据房水压力的大小而扩大或缩小。在小梁网细胞间隙中含有胶原及弹性纤维状物质，并有较多的黏多糖及纤维联结蛋白、基膜蛋白等糖蛋白，这些物质由小梁细胞不断合成与分解，小梁细胞还参与黏多糖的水化，并具有吞噬作用，可清除房水中的色素及细胞碎屑，必要时可脱离小梁连同所吞噬的物质随房水流出，以保持滤道的通畅，通过胞质中的微丝收缩牵引小梁，使小梁柱间的空隙加大，使房水易于外流。房水排出阻力增加的机制尚不完全清楚。既往多通过组织病理学进行研究，并认为是由于房水流出通道的病理改变，如邻管组织中有斑块状物质堆积，在电镜下表现为形态不同的均质性嗜锇酸物质的局灶性沉着，这些物质阻塞房水通道或妨碍小梁的营养，影响小梁功能；小梁网胶原纤维和弹性纤维变性；小梁柱互相融合，使小梁间隙变窄或消失；小梁内皮细胞减少，Schlemm管内壁内皮的吞饮细胞减少，Schlemm管塌陷、关闭，集液管狭窄等。但以上改变受取材及制作病理标本的影响，而且以上改变发生的先后，哪些是原发改变、哪些是发病的原因或者是高眼压所致的继发性变化，至今尚无定论。以上病理变化，不能完全解释开角型青光眼眼压升高的原因。

近年来通过小梁细胞的体外培养，对小梁细胞的结构和功能、小梁细胞的代谢、药物对小梁细胞功能的影响、小梁细胞外基质、细胞骨架，细胞膜受体等进行了广泛的研究，倾向于小梁细胞的形态和功能异常，使房水排出阻力增加而导致眼压升高。由于小梁细胞外基质如黏多糖、胶原蛋白、弹性蛋白、非胶原糖蛋白等的成分及含量的改变使小梁网网眼狭窄和塌陷；小梁细胞内的细胞骨架，如微丝、微管、中等纤维等的含量和成分异常，使小梁细胞的收缩性下降，小梁细胞间网眼变小，而使房水流出受阻。随着研究方法的不断改进，将会逐渐深入揭示原发性开角型青光眼的发病机制。

一、临床表现

原发性开角型青光眼发病隐蔽，进展极为缓慢，故不易被察觉。早期一般无任何症状。当病变发展到一定程度时，可有轻度眼胀、视力疲劳和头痛。有些年轻患者可表现为眼压明显升高而出现虹视、视物模糊等症状。中心视力一般不受影响，而视野逐渐缩小。晚期当视野缩小呈管状时，则出现行动不便和夜盲等症状。有些晚期病例有虹视或视物模糊，最后视力完全丧失。

（一）眼压升高

测量眼压是简单而重要的检查方法。开角型青光眼的眼压波动幅度大，眼压水平升高，大多数患者眼压在22～40mmHg，有些病例可明显高于此值。波动幅度增大可能比眼压升高出现更早。眼压正常范围为10～21mmHg，双侧相似或相等。绝大多数正常人的眼压是在正常值范围以内，不致引起眼组织的损害。当眼压超出正常值后，容易产生组织损害，应引起警惕。但每个眼球对眼压的耐受程度差别很大，例如，在正常值范围以内的眼压对某些患者可引起视盘损害，而另一些人眼压大于30mmHg，经多年密切观察，视盘和视野均无病理改变。所以必须根据患者所不能耐受及能产生组织和功能损害的压力而确定其病理值。

正常眼压在一日之内有波动，不能仅凭少数几次测量来确定患者的眼压状况，应测量24小时眼压情况，即眼压日曲线。测量方法是在24小时内每4小时测量一次，第一次最好是在起床前测量。中华眼科学会青光眼学组暂定测量时间为：上午5、7、10点，下午2、6、10点。眼压日差小于5mmHg为正常，大于8mmHg者为病理性。大多数正常人早晨眼压最高，以后逐渐下降，夜间眼压最低，午夜后又渐升高；也有早晨眼压最低而下午眼压升高者。

不能仅仅根据眼压升高而无视盘损害及视野缺损就诊断为青光眼。在眼压升高的个体中，有些是开角型青光眼的早期表现，经过密切随访观察，以后出现了视盘和视野损害，有些并不发生上述损害。眼压高只是一个发展为开角型青光眼的危险因素，而且是最重要的单一危险因素。发展为青光眼性损害的危险程度与眼压的水平有关。曾有报告对307例患者的研究表明，在不同压力情况下，视神经发生损害的百分率不同。眼压为25～29mmHg时，7%发生视盘损害。眼压每增高5mmHg，视盘损害的发生率分别为14%、52%、61%、73%、83%、83%，当眼压大于60mmHg时，70%发生视盘损害。

（二）房水流畅系数降低

开角型青光眼房水流畅系数（C值）下降。在青光眼的早期，C值波动较大。C值下降常出现在明显眼压升高以前，但是单次C值测量对诊断的价值不大。由于对青光眼概念的改变，眼压描记在临床诊断青光眼的作用也发生了变化。如同眼压升高不能诊断为青光眼，只是C值降低也不能作为诊断依据。眼压描记在对青光眼的发病机制和抗青光眼药物作用的了解方面，曾经是极有价值的。但对于临床诊断和治疗青光眼的作用是有争论的，目前已不作为青光眼的常规检查项目。眼压和C值异常只是提醒医师应更密切观察患者。

（三）视盘损害和视网膜神经纤维层萎缩

视盘的青光眼性凹陷萎缩是诊断的可靠依据，视网膜神经纤维层萎缩可直接反映青光眼所致轴索的丢失，可发生在视野缺损以前，对于鉴别哪些高眼压症者容易发展为青光眼有重要参考价值。

（四）前房角

原发性开角型青光眼的前房角为开角，一般为宽角；有些也可为窄角，但是在眼压升高时房角并不关闭，无发育性房角异常。

（五）视野缺损

青光眼视野缺损是原发性开角型青光眼的重要诊断依据。青光眼性视野缺损具有特征性，其视野损害与视网膜神经纤维层的分布和走行及青光眼性视盘损害和视网膜神经纤维层萎缩相一致，纤维束性视野缺损是青光眼性视野缺损的特征性变化。现概述如下：

1.早期改变

（1）旁中心暗点：在自动视野阈值检查中，表现为局限性视网膜光敏感度下降。常在中心视野5°～30°范围内有一个或数个比较性或绝对性旁中心暗点。有时在绝对性暗点周围有比较性暗点，其典型分布区域是在Bjerrum区。鼻侧分布范围较宽，颞侧范围较窄。有的靠近中心注视点，有的远离中心点20°～30°，暗点的宽度为2°～10°，在鼻侧以水平线为界。

（2）鼻侧阶梯：为视网膜神经纤维束损害的特征性改变，表现为一条或多条等视线在鼻侧水平子午线处上下错位，形成鼻侧水平子午线处的阶梯状视野缺损。由于神经纤维受损害程度不同，不一定每个等视线上均查出鼻侧阶梯。可仅累及周边等视线或中心等视线，也可能从中心到周边多条等视线受累。鼻侧阶梯常合并旁中心暗点。当中心视野不能确切分析时，周边部鼻侧阶梯有一定诊断意义。

2.进展期改变

当病情进展，几个旁中心暗点可以融合或与生理盲点相连，形成典型的弓形暗点。弓形暗点是典型的神经纤维束型视野缺损。由于视盘的一束神经纤维受侵，暗点从生理盲点开始，围绕注视点10°～20°内呈弓形达鼻侧水平线上。鼻侧较颞侧宽，与视网膜颞侧弓形神经纤维束的排列相对应。弓形暗点可为比较性或绝对性，一般不是从生理盲点开始，当其延伸到生理盲点时，在该处的暗点也不是最致密的。病情进一步发展，视野缺损加重，上下方弓形纤维受损则形成双弓形暗点，多数上下弓形不对称，在水平线上相遇，形成两个阶梯，下方者常靠近中心注视点。

新的神经纤维损害容易发生在接近原来损害的部位，使暗点加宽。向中心侧进展较慢，向周边侧进展较快，特别是在鼻上象限，最后在此处突破与周边缺损相连，形成鼻上视野缺损。随着病情进展，缺损可以扩展到鼻下方形成全鼻侧视野缺损。以后从周边部各方向逐渐向中心收缩。

3.晚期改变

从中期到晚期没有明显界限，晚期视野大部分丧失，仅残存5°～10°中心小岛，即管状视野。此时还可能保留1.0的中心视力，而视野缺损已达注视点附近。残留的小视野常呈横椭圆形，鼻侧有水平阶梯。这种小视野可保持相当长的时间，缺损常由鼻侧向中心注视点进展，当注视点受侵犯则视力可突然丧失。

自动视野计静态阈值视野中还发现早期青光眼视野损害可表现为视网膜光阈值波动增大和弥散性视网膜光阈值升高。但弥散性视网膜光阈值升高是否是青光眼早期视野损害尚有争议，因为有许多因素如屈光间质不清，屈光不正，年龄等均可导致视网膜光阈值增高。生理盲点延长，生理盲点外露，血管暗点等也因为影响因素多，现在都不认为是早期青光眼的特征性改变。

另外，下述情况为非典型的青光眼性视野改变：

(1)扇形视野缺损：青光眼早期可单独出现颞侧或鼻侧周边视野压陷或缺损，一般呈扇形，尖端向中心部，边界不沿水平线。这种视野改变属神经纤维束缺损，因为Bjerrum区的神经纤维束最容易受高眼压的影响，因而被认为是青光眼性改变。有研究认为颞侧扇形压陷是早期青光眼的表现，但仅有鼻侧压陷，对青光眼的诊断意义不大。

(2)周边性野收缩：虽然在青光眼的视野改变中常见，但是屈光间质不清，瞳孔缩小或年龄因素等均可使周边视野缩小，因而对青光眼没有诊断价值。但是如果单眼高眼压，伴有周边视野收缩，可能为青光眼的早期改变。如果视野收缩进展，应进一步检查。

二、诊断

原发性开角型青光眼的诊断标准采用全国青光眼学组提出的标准：

(1)青光眼性视盘损害和（或）视网膜神经纤维层缺损。

(2)青光眼性视野缺损。

(3)眼压>21mmHg。

(4)前房角开放。

具有以上4项或具有1、3、4或2、3、4者才能诊断为原发性开角型青光眼，激发实验阳性不作为诊断依据。

（一）早期诊断

目前对于原发性开角型青光眼的诊断是必须具备眼压升高及其所造成的视盘损害及视野缺损，而且房角是开放的。在一般人群中，有一些人眼压高于21mmHg，而其视盘及视野均正常，其中仅约10%可能发展为真正的青光眼。而其中哪些人会产生青光眼性视盘及视野损害，以便早期得到诊断，及时进行治疗，防止发生不可逆性视功能损害；而又对于哪些不产生视功能损害者不予以不必要的治疗，这是眼科学者长期研究探索的问题。现就下列问题进行讨论。

1.危险因素

原发性开角型青光眼在发生明显的视野缺损以前没有任何症状和可引起注意的体征。为了早期发现本病患者，需要进行详细检查。开角型青光眼常伴有下述危险因素，可根据患者所具有危险因素情况决定是否需要密切观察。当患者有持续眼压升高而无明显的视盘或视野损害，医师应根据另一些危险因素情况，以决定哪些人需更密切的观察或在未出现肯定的损害以前即开始治疗。

（1）高眼压：眼压升高是发展为开角型青光眼的最重要的单一危险因素，眼压愈高，出现视盘和视野损害的可能性愈大。个体眼球对压力的耐受性不同，有些眼压升高不明显的患者也可能发生视盘损害。眼压水平进行性升高者达到一定高度后将会产生损害。

近年来，关于眼压在原发性开角型青光眼早期诊断上的地位的认识有很大进展。以人群为基础的研究表明，正常的眼压并不是正态分布，事实上是偏向较高一侧。这种偏向右侧的实际含义是通常的标准以高出平均值2个标准差即代表不正常可能不实用。这一统计学事实及很大比例的青光眼患者的眼压低于21mmHg，所以不能仅仅根据眼压来确定是否患有青光眼。有些个体眼压高于21mmHg并不意味着不正常和可能发生青光眼性视盘损害和视野缺损；另一方面，眼压低于21mmHg也不意味着正常和不会发生青光眼性损害。对于原发性开角型青光眼可能并没有区分正常眼压和异常眼压的确切界限。由于许多人眼压升高但永不发展为青光眼，许多青光眼患者眼压正常，所以高眼压并非导致青光眼性视神经损害的唯一因素。

近年来提出靶眼压的概念，即视网膜神经节细胞所能耐受的眼压阈值，超过这一阈值将导致神经节细胞的损害，不同个体或该个体的疾病的不同阶段的靶眼压不相同。目前尚无判定个体患者靶眼压的确切方法，如能建立准确的个体靶眼压的测量方法，对于原发性开角型青光眼的诊断，治疗及保护视功能将有重大深远意义。

（2）视盘凹陷：发展为开角型青光眼的第二个最危险的因素是青光眼性损害出现以前生理凹陷的大小。大而深的凹陷对压力的耐受较差，容易产生青光眼性损害。

正常人很少双侧凹陷不对称，但常发生于青光眼患者。凹陷不对称是后天性改变并且与高眼压有关。

凹陷进行性扩大是最重要的危险因素之一，可发生于视野缺损以前，故需详细记录凹陷大小。除用杯盘比值以外，可以绘图，最好是眼底照相，定期观察凹陷大小，如有进展，表明视盘组织受损，并应考虑开始治疗。

（3）中央角膜厚度：中央角膜厚度（CCT）影响眼压的测量值已被广泛接受，CCT较薄测出的眼压值较 真实的眼压低；而CCT较厚，测出的眼压值较真实眼压值高。最近认识到CCT是开角型青光眼发生的一个预示因素，其机制尚不清楚。CCT和开角型青光眼的相关关系最初是在 Ocular Hypertension Treatment Study 的报告中，在有高眼压症的人中，薄的CCT是发展为开角型青光眼的一个强的预测因素。后来在随访9年的 Barbados Eye Studies 中，在非洲后裔中以人群为基础的研究显示，CCT薄增加了开角型青光眼发生的危险。CCT与开角型青光眼之间的关系尚不清楚，CCT可能简单的反映眼组织的结构特征，通过这种机制而影响开角型青光眼的危险。薄的CCT也可能因生物力学如增加弹性而加重了视神经对青光眼性损害的易感性。

（4）青光眼家族史：青光眼家族史阳性者是发展为青光眼的一个重要危险因素。

（5）高度近视：高度近视患者中开角型青光眼的发生率高。同样，在开角型青光眼和高眼压症及低压性青光眼中近视的发生率也高。近视眼易受高眼压的损害，而且所产生的凹陷较浅，不易辨认。近视眼的巩膜硬度低，用压陷眼压计测量眼压常偏低，应进行矫正。

（6）糖尿病：糖尿病患者的青光眼发病率为12.6%，比正常人群的发病率明显增高。伴有糖尿病的青光眼患者在较低眼压情况下，比不伴有糖尿病的青光眼患者容易产生进行性青光眼性损害。在糖尿病患者中，不并发增生性视网膜病变者发生高眼压者较多。开角型青光眼患者糖耐量试验阳性率也比非青光眼者高。

（7）全身血管病：由于视盘慢性缺血是发展为青光眼视野缺损的一种原因，故应考虑全身血管因素对青光眼的作用。曾有报告，全身严重的低血压意外，可能伴有突发性青光眼视野缺损。低血压和高血压均使视神经损害的危险性增加。

眼灌注压：对维持人体内环境稳定、生理调节节律起很重要的作用。也有一些生理调节影响眼及眼病，例如眼压在24小时之内有变化，近年来也发现其他一些因素如全身血压、眼灌注压和眼血流也遵循一定的生理调节模式。眼压升高是青光眼的最危险因素，而且目前是唯一可治疗的因素。在一些眼压已控制很好的青光眼患者，病情仍在进展，因此了解眼的其他因素的生理调节变化可能影响青光眼是很重要的。

累积的数据表明，夜间血压的变化是青光眼的潜在危险因素，最近研究认为不仅夜间的低血压，而且超过生理性血压变化的进一步下降，可能是更危险的因素。

眼灌注压定义为2/3的平均血压减去眼压。可进一步分为收缩期灌注压（收缩期血压—眼压）和舒张期灌注压（舒张期血压—眼压）。夜间的血压变化及灌注压的另一确定因素—眼压也有其生理调节变化模式。健康人夜间眼压明显高于白天眼压，其峰值在夜间终末刚要醒来之前。夜间眼压升高部分原因是体位改变，睡眠时为卧位，但是这种生理调节的眼压升高在没有体位改变情况下也可测到。在青光眼患者也已观察到类似的改变。青光眼患者的眼压和血压生理调节的改变，使夜间眼灌注压降低，并加大灌注压的日夜波动。有证据表明，这种眼灌注压的波动与临床疾病的严重程度和进展有关联。在一些青光眼患者眼灌注压的自动调节有障碍，当眼压和血压波动大时导致缺血性损伤。

眼血流的生理调节变化在目前已出版的文献中尚未能达成共识。已有明确证据表明，在青光眼有眼血流调节障碍，但是眼血流的生理调节变化及它们对疾病状况的作用需要进一步确定。今后的研究应该扩大样本量和观察更长时间后的功能结果，在测量眼血流时应尽量减少对患者眼的干扰。眼血流测量技术也应更准确、重复性高。

总之，逐渐增多的证据表明，一些与青光眼血管性病因有关的危险因素受生理调节变化的影响。只是眼压每天的变化不能完全解释青光眼的病理生理。非生理性的夜间血压下降和眼灌注压的较大范围波动明显地与青光眼的发生与发展相关联。其机制包括眼血流自我代偿障碍，在血压和眼压发生变化时，不能维持适当的灌注而致缺血性损害。但是，关于夜间眼血流变化在文献中尚未达到共识。对眼血流24小时的改变需进行更多的工作。今后研究应着重在血压、灌注压和血流的生理调节变化与患者功能结果的关联方面。解释这些变量随着时间如何相互作用影响青光眼的进展，将有益于治疗性干预的制定。

Caprioli等代表青光眼血流讨论组发表有关血压、灌注压和青光眼的论文，他们曾复习文献并与青光眼、流行病学、血流测定及心血管生理专家进行讨论。结果是目前尚无准确、可重复地临床测量视盘和相关的血管床血流的方法。在人口为基础的研究中，低眼灌注压和低血压伴有青光眼危险的增加。但是没有证据支持以增加血压来治疗青光眼的价值。因为我们缺乏哪些微血管床的灌注对于青光眼是重要的决定性的信息和评估其血流的适当的方法。并且用升高血压来提高眼灌注压和血流的设计也存在心血管安全的考虑，目前并不适用。

2.青光眼视神经病变的形态学检查

视网膜神经节细胞的不可逆性丢失在青光眼的典型表现为视盘凹陷和视网膜神经纤维层的局限性和弥散性萎缩。目前的证据表明，视神经损害发生在视野缺损以前。例如在高眼压症治疗研究（OHTS）中，1/2以上的患者在发展为最初诊断青光眼时，在视野出现异常之前先测到视盘的改变。在过去10年中，在青光眼的诊断和治疗中，视盘和视网膜神经纤维层的影像学检查得到较广泛的应用。

（1）视盘照相：立体视盘照相是一种简单、便宜的方法，可获得视盘三维、彩色图像。在临床工作中，是对可疑青光眼结构损害最常用的、客观的记录方法。检眼镜或裂隙灯检查视盘的立体形态，在病历上绘图，也是发现和记录青光眼性视神经病变的重要方法。但是，因为它是主观的、定性的评估，在区分视盘为正常或青光眼性时评估者之间或评估者在不同时间所做的评估有相当大的差别，甚至在青光眼专家中也有类似情况。在OHTS，早期青光眼临床试验（EMGT）和欧洲青光眼防治研究（EGPS）三个临床试验中均用眼底照相评估视盘损害作为试验终点。

近年来，以计算机为基础的技术有极大的进展，对视盘可提供客观的、可重复的、定量评估。主观评估方法较之定量评估视盘也有其优势，包括一些不能定量的指标，如出血和苍白。视盘的正常变异范围很大，在区分视盘为正常或青光眼方面，定性变量较定量指标的特异性更强。视盘的主观评估也可使医师了解一些非青光眼性改变对视功能检测的影响。

通过检眼镜、裂隙灯生物显微镜或视盘立体照相的手动的和主观的对视盘的检查仍是检查青光眼患者的主要方法，可能的话最好有一些客观检查记录。

（2）共焦激光扫描检眼镜（CSLO）：能提供对视盘及眼后节的定量三维图像。商品仪器为海德堡视网膜断层扫描仪（HRT）。对于用立体眼底照相所诊断的正常人与早期青光眼患者，HRT立体参数和Moorfield回归分析具有相似的区分能力。HRT区分正常眼和有青光眼性视野缺损眼的敏感性为51%~97%，特异性为75%~95%。HRT的许多参数，以单变量和多变量分析，与发展为青光眼有关，预测价值最大的为平均轮廓线高度、盘沿面积和平均视杯深度。有少数研究对眼底立体照相分级和HRT检测青光眼作比较，认为立体照相分级的功效较CSLO好，但是这些研究中是由青光眼专家对眼底立体照相进行分级，这可能不能反映一般临床医师的评估能力。有些研究报告眼底照相的诊断准确性与HRT Moorfield回归分析的结果相当，并且在高眼压症治疗研究预测模型和危险因素计算器中，HRT线性C/D比率与立体眼底照相的C/D比率可以互换应用。

（3）激光扫描偏振仪（SLP）：包括共焦扫描激光检眼镜和偏振激光束；当偏振光经过双折射的视网膜神经纤维层时，可产生一个可测量的相移，它与视网膜神经纤维层的厚度是相关的。

SLP最初的商品机为GD_x神经纤维分析仪，它有一个固定的前节补偿装置，用来补偿眼的其他双折射结构，如角膜和晶状体。但是不同个体有不同的角膜补偿，所以新的装置是附有可变的角膜补偿（GD_x-VCC）以个体化补偿前节双折射。一些研究表明，将VCC加入GD_x，加强了该仪器检测青光眼和其相关的视野缺损的能力。

有研究表明GD_x-VCC诊断的准确性好，青光眼测定曲线下面积值（AUCS）为0.90~0.978。有研究比较GD_x-VCC和视网膜神经纤维层眼底照相，发现两种技术与相关半侧视网膜的损害是相关的，GD_x的最好参数比视网膜神经纤维层照相的参数有更高的分辨能力。最新的一种技术是强化的角膜补偿（ECC），为了补偿噪声和信号的比率。最近研究表明，GD_x-ECC较GD_x-VCC增强了视网膜神经纤维层测量与视功能之间的相关性。

（4）相干光断层扫描仪（OCT）：OCT可直接实时观察视网膜病变，可直接定量测量视网膜结构，较CSLO和SLP分辨率高。目前商品有时域OCT，轴向可分辨10um。OCT原型Ⅰ型、Ⅱ型和Stratus测量视网膜神经纤维层均有很好的重复性，其测量与青光眼的状态和视网膜神经纤维层的形态相关联。OCT能识别视网膜神经纤维层缺损，其位置与视野缺损一致。有些研究表明，上方和下方象限具有最好的区分有青光眼性视野缺损和对照组（AUC0.79~0.952，上方；AUC0.863~0.971，下方），尤其是下方/颞下方（6点和7点钟）和上方/颞上方（11点和12点钟）的AUC最大。

虽然OCT原有设计是评估视网膜的厚度，但是软件的改进也能分析视盘；StratusOCT的参数如C/D及盘沿容积的AUCs相当于视网膜神经纤维层最好的参数。OCT对于黄斑容积的评估也有用，在技术上较测量视网膜神经纤维层容易。但是，有些研究用黄斑部、视网膜神经纤维层和视盘的测量来比较，StratusOCT区分正常眼和青光眼的能力，发现乳头和视网膜神经纤维层有最好的区分能力，而测黄斑的全视网膜厚度没有区分力。为了使黄斑区厚度在区分青光眼方面有临床价值，应区分视网膜内的层次。

有些研究直接比较三种定量影像仪对于区分青光眼与对照眼的能力，发现没有明显差别，Mederiros等比较了三种影像技术最常用的型号（HRT Ⅱ ONHscan，GD$_X$ VCC RNFL scan和Stratus OCT Fast RNFL scan），结果表明各种仪器最佳参数的AUCs几乎是相当的。

青光眼造成视盘、视网膜神经纤维层、神经节细胞层和内丛状层的结构损害。眼底照相评估视盘，对于诊断和治疗可疑青光眼和青光眼患者仍然是最主要的方法，但是上述技术是强有力的工具，有助于临床医师早期诊断青光眼。它们提供了客观、定量的分析，并以专家的水平，对眼的结构进行标准化的解释。这些技术也有利于早期发现功能性损害，并加强对结构—功能一致性的评估。美国眼科学会对于眼科青光眼诊断影像技术的循证医学的回顾得出以下结论：视盘和视网膜神经纤维层影像仪器为临床医师提供了定量信息。基于对可得到的技术的直接对比研究，没有单一的影像仪在区分青光眼和对照者方面较其他仪器更好。在许多医疗单位影像检查越来越重要。在临床实践中结合其他定义青光眼诊断和进展的参数从影像仪器得到的信息是有用的。

3.视野检查

（1）标准自动视野检查（SAP）：在以前的临床试验中，虽然以SAP作为评价视功能的标准，但SAP有其局限性。SAP以小的（0.47degree）、白色闪光（200msec）在一个暗的（31.5asb）白色背景上评估不同的光敏感度。因为所有类型视网膜节细胞对这种刺激均有反应，SAP是一种非选择性试验。SAP不能提供恰当的敏感度检测到早期的青光眼改变。一些患者在SAP能检测到功能缺损以前已有大量的节细胞丢失（25%～50%）。另外，SAP及此处所讲的视功能测试各项检查之间变异较大，尤其在有视野缺损区域，以致难于确定在系列检查中视野是否在恶化。例如在高眼压病治疗研究中，在用SAP最初测出的视野异常，在重复视野检查中未能肯定其为异常，所以在第二年将研究终点由最初设定的连续2次异常改为连续3次异常。一些特殊视功能的心理物理学检查方法已发展为检测视网膜不同类型节细胞的视功能。

（2）短波长自动视野检查（SWAP）：青光眼对色觉的损害以短波长最早最重，因而设计了蓝色光标，黄色背景视野检查。这种检查方法采用黄色背景来中和感受中、长波长锥细胞的敏感性，从而得以单独检查感受短波长（<475um）锥细胞和与之相连的小神经节细胞的功能。同时黄色背景也可中和细胞的敏感性，以减少其参与效应。一般应用440um波长、1.8°光标，呈现时间200ms，100cd/m^{2}黄色背景进行检查。Humphrey和Octopus视野计均可作蓝黄视野检查。SWAP-SITA检查平均约需分钟。

用蓝黄视野检查时，应注意晶状体混浊对视野检查结果的影响。蓝黄视野检查结果和SAP有较好的一致性。蓝黄视野（FT）检查对视野缺损的检出更敏感，能比SAP早3~5年测出视野缺损，但个体间波动、短期波动和长期波动均较大。

（3）倍频视野计检查（FDT）：当一低频率光栅作高速相位反转时，人眼感觉为光栅频率增加一倍，故称为倍频。这种错觉由大神经节细胞感知，倍频视野计用于检测视网膜大神经节细胞（约占1/10）的功能。商品机有Matrix PeimeterC-20或N-30程序，分别有17及19个视野区。光栅直径为10°，以25Hz反相闪烁，视野计通过逐渐增加光栅对比度，以检测受检眼第一次能分辨光栅的对比度。检测时间约5分钟。绝大多数研究用这种仪器。最近又有24-2程序，检测视野中心24°的54个区域，加上中心凹区。

FDT的优点是重复性变化较SAP和SWAP小，检查时间短；缺点是获得的信息较少，精度不够，检查结果受年龄相关性白内障及后囊下白内障的影响。

早期的证据表明，对于早期青光眼性缺损较标准视野检查更敏感，适用于青光眼的筛查。Matrix Perimetry与FDT Perimetry高度相关，表明Matrix Perimetry可以和FDT-N30同样用于检测早期青光眼视野缺损，有利于较好地与SAP相比较。

研究发现，联合应用不同的视野检查有利于对青光眼早期损害检测的敏感性而不降低其特异性。例如SAP-SITA和SWAP-FT或FDT-N$_{30}$；或SAP-SITA和Matrix24-2，FDT$_1$以及SWAP与其他联合应用比各自单独用好。

青光眼导致三种视网膜神经节细胞丢失，即小细胞型、大细胞型和小双层细胞丢失。在各种不同检查之中哪一种先测出视野丢失是有个体差异的。当两种或以上视野检查出现异常时，青光眼首先侵犯视网膜的相同的区域。在每种检测中新的较快的阈值方法，与其旧的型号相关性很好，其优点是缩短了检查时间。以视野确定青光眼的诊断需有重复检查的结果。在一种检测或多种检测中，可在视网膜的同一区域重复得到损害的证据。

青光眼是需要得出临床诊断的一种疾病。但是对其发生和进展没有判断的金标准。目前结构和功能的检查技术，因为缺乏肯定的手段，我们目前很难获得有关结构或功能技术的确实相关的敏感性和特异性。结构和功能评估技术的进步，对于青光眼的诊断和进展提供了更客观的精确的资料，比既往主观的、粗糙的方法有很大进步。

结构的影像学技术已经Ⅱ级研究证实，在区分青光眼和健康者方面至少和专家阅读视盘立体照相一样地好。这表明，结构影像技术可使各种水平的医师能够达到专家的水平，以标准的、客观的及定量的方式来评估视盘和视网膜神经纤维层。功能和结构评估的一致，对于确定是青光眼还是健康眼，青光眼是稳定还是进展有更大的肯定性。横向和纵向研究表明，在早期青光眼可测出的结构性和功能性损害改变的相关性是很小的。所以在疾病的每个时期作结构和功能检查来评估青光眼是很重要的。

评估进展，在功能方面用SAP，在结构方面用CSLO（HRT）是最成熟的。在结构和功能技术方面，这是一个很快进展的领域。我们预期将来的技术进展将会更早地、更准确地发现青光眼及检测到其进展。

（二）鉴别诊断

原发性开角型青光眼需与本病的主要体征相似的情况相鉴别，包括眼压升高、视盘凹陷萎缩和视野缺损；还需要与各种继发性青光眼相鉴别，如剥脱综合征、色素弥散综合征、外伤、眼前节炎症、亚急性或慢性房角关闭、上巩膜静脉压升高、Axenfeld和Rieger

综合征及激素性青光眼等。通过详细病史询问和眼部检查常可加以区别。

视盘凹陷是青光眼的典型体征，但并不是确诊的标准。曾有报告，前部缺血性视神经病变和视神经受压性损害可出现视盘凹陷。有时视盘缺损或视盘小凹可被误认为扩大的视盘凹陷。一般讲，青光眼所致凹陷较苍白区大，而视神经疾病者视盘凹陷小于苍白区。

有些疾病可致弓形或神经纤维束性视野缺损，如脉络膜视网膜疾患，包括近视性退行性变、非典型的视网膜色素变性、光感受器退行性变、动、静脉分支阻塞和近视盘的脉络膜视网膜炎等；视盘损害，包括视盘的玻璃疣、小凹、缺损、视盘炎、慢性视盘水肿等；视神经损害，包括缺血性视神经病变、球后视神经炎、脑垂体瘤、脑膜瘤和视交叉处蛛网膜炎等。

三、治疗

原发性开角型青光眼治疗的目的是控制疾病的发展或尽可能延缓其进展，使患者在存活期间能保持好的视功能，大多数病例可通过降低眼压达到此目的。因为患者的视神经对压力的耐受力不同，因而不可能规定一种眼压水平可保持病情稳定，有的患者眼压在15mmHg而损害仍在进展，而另一些患者眼压达30mmHg尚可耐受相当长时间而不出现损害。一般讲，眼压越高，可能发生进行性损害的危险越大。视神经或视野的损害进展则应加强治疗而进一步降低眼压。另外，所选用治疗应尽量减少给患者造成的不便和并发症，以便患者能遵嘱用药。

近年来一些多中心、随机研究已确定降低眼压可以阻止或减缓青光眼的进展。高眼压症治疗研究（OHTS）表明，眼压下降20%，在5年随访中，由高眼压症转化为青光眼者下降50%。早期青光眼治疗研究（EMGTS）首先提供明确证据，降低眼压使青光眼进展减少1/2。初始青光眼治疗协作研究（CIGTS）比较了早期青光眼手术治疗和药物治疗的疗效及安全性，结论是在两组均达到靶眼压，在5年随访中，没有明显的视野丢失。进展期青光眼干预研究（AGIS）证实，在进展期青光眼，眼压越低，发生进展的越少。在这一组一般患者中，平均眼压达12.3mmHg者，视野未发生进展。

治疗的效力也可用基于生活质量的工具和记分来量化，即使只是被诊断为青光眼也会降低患者的生活质量。CIGTS表明，药物治疗和手术治疗的患者的生活质量校正的年份（QALY）是相同的。这是因为近10年来一些新的局部用药的问世，如前列素类药物，它比旧的药物药效强而且全身安全性好，并且一天只用一次，增强了患者的依从性和持续用药。这些降眼压药物的应用，使青光眼手术量明显减少。其他治疗效果的改进包括新的激光治疗的应用，如选择性激光小梁成型术（SLT）可以有效且安全地降低眼压。

（一）何时开始治疗

当眼压很高足以导致最后失明时均应开始治疗。不能对所有患者均选一定的眼压水平使其病情不进展，而是根据具体患者情况决定。主要考虑其眼压高度、视盘和视野状况，其他危险因素也应考虑，如年龄、近视、青光眼家族史，全身情况，如高血压、糖尿病、心血管疾患等均可增加发生青光眼性损害的危险性。眼压30mmHg而无视盘损害及视野缺损或其他危险因素时，可密切观察而不予治疗，以避免心理压力、经济负担和治疗的不良反应，应向患者讲清随访的必要性。眼压高于30mmHg应开始治疗。如有视神经损害，尤其是当眼压升高、损害进展时则应治疗。如眼压升高，并有视盘损害和视野缺损，则明确需要治疗。

（二）阈值眼压和靶眼压

正常人的视网膜神经节细胞随着年龄的增长每只眼睛每年将丢失5000个。年龄及青光眼所致视网膜神经节细胞的丢失是由于凋亡。眼压升高将增加视网膜神经节细胞的丢失率。所谓阈值眼压即指不引起视网膜神经节细胞的丢失率大于年龄所致的丢失率的眼压。但是个体间阈值眼压不同且无法确定。临床上可根据患者情况确定靶眼压。

靶眼压或称目标眼压是指达到该眼压后，青光眼的病情将不继续进展。靶眼压可根据视神经损害情况及危险因素制定。对靶眼压不能确实知道，只是推测。在达到靶眼压后还要根据视神经及视野的进一步变化及病史中其他因素，不断地调整改变靶眼压。

临床工作中医师常注意稳定眼压而忽略一过性峰值眼压，而这种一过性高眼压可损害视网膜神经节细胞。房水排出易度可对抗峰值眼压。增加房水排出的药物优于减少房水生成的药物。应设法达到靶眼压并注意该药物的作用机制。增加房水排出易度者更具有保护性。

（三）眼压控制的参考指标

作为一般规律，视神经损害和视野缺损愈严重，为避免视功能进一步丢失，应将眼压降得愈低。当视盘和视野已严重受损，尤其是注视区受到威胁时，需要强有力的治疗使眼压降得很低。可对每一个患者制定理想的、可接受的及边缘的眼压水平。如果所制定的眼压水平正确，而且眼压可降至理想或可接受的水平，则将可能避免青光眼性损害进展。例如，视盘正常，未查出视野缺损，则理想的眼压为21mmHg以下，可接受眼压为26mmHg左右，30mmHg为边缘眼压，后者常需开始或增加治疗。当一个患者的视盘完全凹陷苍白，视野缺损侵及注视区，理想眼压为8mmHg，在此眼压水平，视功能进一步丢失的危险性很小；可接受的眼压可能是12mmHg，损害进展的危险也很低；边缘眼压为16mmHg，损害加重的危险将明显升高，需加强治疗甚至需要手术。这样规定的眼压水平是根据临床经验武断确定的，目前尚无方法确定多高的眼压对某一具体视神经可阻止其损害的发生或进展。

如果用药物治疗可容易地达到理想眼压，且仅有极少不良反应，则治疗是满意的。常是只达到可接受的眼压水平，而要追求理想眼压常会发生很多不良反应。确定理想眼压也可参考治疗前后眼压状况，如眼压在40mmHg发生了中等度视神经损害，则将眼压降低至20mmHg的低值是可接受的。如果在治疗前眼压为20mmHg以上发生了类似的视神经损害，则眼压降至10mmHg才可能是恰当的。如果患者的预期寿命不长，而且青光眼性视神经损害在其有生之年不会有明显进展，则不必开始或加强其治疗。假使有另外的危险因素或以前的损害在较低眼压情况下发生，则其理想的眼压应向下调。

4.药物治疗

可供选择的药物有：前列腺素类药物、β-肾上腺素能受体阻滞剂、肾上腺素能药物、缩瞳剂、局部碳酸酐酶抑制剂及全身应用碳酸酐酶抑制剂。高渗剂对于暂时控制急性高眼压有效，不用于慢性高眼压的长期治疗。

(1) 常用的抗青光眼药物

①前列腺素类药物：为新一类抗青光眼药物，为青光眼药物治疗的又一重大进展。具有显著的降低眼压作用，可持续至少24小时，故每日只需用一次。降低眼压机制是增加巩膜-葡萄膜外流，而不影响房水生成，对眼前节组织营养有益。最早（1996年）提供临床应用的为适利达为0.005%，每晚一次。以后相继又有卢美根0.03%，每日1次，曲伏前列素0.004%，每日1次。适利达等前列腺素类药物降低眼压效果好，为最有效的局部用药，点药次数少，每晚1次可持续恒定降低眼压，与其他抗青光眼药物合用均有辅助作用。无全身不良反应，可作为一线药物应用。局部不良反应为部分患者虹膜颜色加深，睫毛变粗变长等。另有Unoprostone为0.15%，每日2次。

②β肾上腺素能受体阻滞剂：常用药物有0.5%噻马洛尔、0.5%贝他根、1%~2%美托洛尔（美开朗）、0.5%贝特舒等。以上药物降低眼压作用可维持12~24小时。降低眼压的机制是减少房水生成，不影响瞳孔及调节。

前三种是非选择性β-受体阻滞剂，对β_1、β_2-受体均阻滞。β_1-受体的作用是使心收缩力加强，心率和传导加快，当β_1-受阻滞后，可产生心动过缓、血压下降、昏厥等不良反应。β_2-受体的作用是扩张支气管及血管的平滑肌，当β_2-受体被阻滞后，可发生支气管痉挛、哮喘、血管收缩等不良反应，故有上述疾病者禁用。贝特舒为选择性β-阻滞剂，选择性阻断β_1-受体而不阻断β_2-受体，故减少发生支气管痉挛的危险，不影响血管调节，但对心率仍有影响。

③肾上腺素能神经药物：此类药物的优点是每日只用1~2次，对调节没有明显影响。常因其局部过敏反应而使应用受限。特别应注意的是在无晶状体眼或假晶状体眼可引起黄斑病变，其发生率大约为20%，停药后可自愈。

地匹福林为一种肾上腺素前药，其本身无作用，入眼后经水解为肾上腺素而发挥其药理作用。因其亲脂性强，对角膜有较强穿透力，明显低的浓度即可达到治疗效果，其0.1%溶液相当于1%~2%肾上腺素的效果，因而不良反应少，故易于耐受，每日用药1~2次。降低眼压机制是增加房水排出。

酒石酸溴莫尼定（阿法根）：为α_2肾上腺素能受体兴奋剂，具有高度α_2受体选择性，无α_1受体介导的不良反应，如瞳孔开大，血管收缩等。降眼压机制是减少房水生成及增加巩膜-葡萄膜外流。临床应用0.2%每日2~3次，降低眼压效果与噻吗洛尔相似，优于贝他舒。没有心、肺不良反应。有视神经保护作用，可作为一线药物。

④缩瞳剂：缩瞳剂分为短效和长效两种，毛果芸香碱是主要的短效药。长效剂为碘化

磷酰胆碱等。

毛果芸香碱的效果好，而且局部和全身不良反应小，因而长期以来被广泛应用。其缺点为作用时间短，用药次数多，因而给患者带来不便，不宜配合治疗。年轻人可引起波动性睫状肌痉挛和近视，老年人患白内障者可因瞳孔缩小而视力下降，这两种患者常不能耐受此短效缩瞳剂。目前缩瞳剂已不用于开角型青光眼的长期治疗。

⑤局部碳酸酐酶抑制剂：为减少全身应用碳酸酐酶抑制剂的全身不良反应，研制出局部滴眼剂，1995年应用于临床。杜噻酰胺的降眼药效果较噻马洛尔稍弱，与贝特舒相似。与β-阻滞剂合用有协同作用，哮喘、心脏病等不能耐受β-阻滞剂者用此药安全。不影响瞳孔大小。长期应用不伴全身应用碳酸酐酶抑制剂的不良反应。剂量为2%，作为初始治疗，每日3次；与β-阻滞剂合用，每日2次。

此类局部碳酸酶抑制剂尚有：Brinzolamide（Azopt）1%，Cosopt为2%Dorolamide和0.5%Timolol的固定混合制剂。

口服碳酸酐酶抑制剂：常用的是乙酰唑胺片剂或缓慢释放胶囊和醋甲唑胺片剂。过去常是在考虑做激光小梁成形术或滤过性手术以前，应用碳酸酐酶抑制剂。应用此类药物应注意，因常有不良反应，有时不良反应很严重而患者并不意识到与该药有关。常见的症状包括抑郁、性格改变、疲倦无力、嗜睡、食欲缺乏、体重下降、性欲低下、感觉异常及胃肠功能紊乱等。肾结石的发生率高应引起注意。另外可引起恶病质，包括再生障碍性贫血、白细胞减少、粒细胞缺乏、血小板减少，个别病例可因骨髓抑制而死亡。这些并发症虽罕见但极严重。对磺胺类药物过敏者禁用。现在由于有多种新的抗青光眼局部药物可供选择，已不长期应用全身碳酸酐酶抑制剂作为开角型青光眼的治疗。

（2）初始用药的选择：β-受体阻滞剂的疗效较强，所需用药次数少（每日2次），不影响瞳孔及调节，从20世纪70年代后期一直作为原发性开角型青光眼的初始用药，但是它可引起严重的心肺不良反应，一些患者不能应用。近年来的新药如前列腺素类药物适利达，降眼压效果好，每日只需用药1次，而且浓度很低，为0.005%，无全身不良反应，已被用来作为首选药物。α_2肾上腺素能兴奋剂阿法根降眼压效果好，也无全身不良反应，较地匹福林不良反应小，因不兴奋α_1受体，不引起瞳孔开大及血管收缩，目前也作为一线药。缩瞳剂常不用做开始用药，因其用药次数多，不良反应较多不易为患者所接受及配合。

（3）单眼用药试验：采用一眼用药，一眼作为对照的方法来评价药物的疗效。这种试验方法可以确定单一药物的疗效，停用无效的药物，以免不必要的不良反应、经济浪费和带来的不便。单侧试验也可避免停用实际是有效而被认为是无效的药物，例如由于眼压日夜波动，眼压峰值可掩盖药物的降压作用。

单侧试验需要双眼眼压相近或保持恒定的比率，而且双眼眼压日夜波动相似。但实际情况常非如此，尤其是当一眼在短期内眼压不能被控制时。单侧试验后还需随访对照眼在加用药物后是否能被控制。

（4）联合用药：当单一药物不能控制眼压时，可更换其他药物，而且目前可供选择的新药很多，可多试几种，如仍不能控制，则需联合用药。一般来讲，两种药物单独应用时均有效，当联合用时，不能起到两种药物的完全相加作用。两种药物的相加作用在某种程度上依赖于其降眼压机制是否相似，作用相同者相加作用较小，作用不同者相加作用较大。现在有一些固定联合制剂如适利加为适利达和噻吗洛尔的固定联合制剂，用固定联合制剂比用两种单独药物减少滴药次数，较为方便，可提高患者的依从性，减少防腐剂的不良反应，而效果与用两种单独药物是相似的。

（5）最大剂量药物治疗：最大剂量药物治疗是指没有合适的药物可以加用。不应将最大剂量药物治疗理解为在考虑非药物治疗以前，已联合应用最强力量的前列腺素类药物、β-受体阻滞剂、缩瞳剂、肾上腺素能药物和碳酸酐酶抑制剂等。在确定每一具体患者的最大剂量药物治疗时，需考虑许多因素。

无效的药物应停用，不应包括在最大剂量药物治疗中；不能耐受的药物，例如哮喘患者不能应用非选择性β-受体阻滞剂，眼部不良反应如年轻人不能耐受缩瞳剂或全身不良反应如碳酸酐酶抑制剂所致者；患者不能配合按时用药，尤其在使用毛果芸香碱时，患者常于就诊前注意点药，而其他时间不按时用药。当就诊时眼压正常，而青光眼损害有进展时，应仔细询问用药情况；患者不愿意或不能按时随诊以观察其疗效，这种患者常常不按时用药，应更多考虑进行激光或手术治疗。

（6）选择药物的趋势：因为有许多新的、更强有力的降眼压药物可供应用，所以在用药选择方面有了明显的变化：

①维持眼压最简单的方法是用一种药物而不联合用多种药物。

②前列腺素类药物作为一线用药。

③用促进房水排出的药物比抑制房水生成的药物有益于眼部营养。

④β阻滞剂的应用将减少，因其全身不良反应。

5.激光治疗

氩激光小梁成形术（ALT）可作为开角型青光眼在进行滤过手术以前的治疗方法，至于它是否可代替药物治疗目前还有争议。这种治疗可使70%～80%的病例眼压下降，但术后仍需继续应用强的药物治疗，其降低眼压幅度较小，最多可下降6～10mmHg，不适用于眼压过高的患者。这种治疗降压效果不持久，过一段时间后眼压又会升高，经随访氩激光小梁成形术后眼压已控制者，每年约有5%～10%的患者眼压又失去控制。

选择性激光小梁成型术（SLT）为用Q开关的倍频钕：YAG激光器作小梁成型术。这种技术选择性地作用于小梁色素细胞，故名选择性小梁成型术，仅使小梁色素细胞受到损害，而没有热损伤或对周围无色素细胞和小梁胶原束的损伤，减少了对小梁结构的破坏。SLT可有效地降低眼压。

6.手术治疗

（1）手术时机的选择：对于开角型青光眼的治疗原则传统是先用药物治疗，当用最大可耐受的药物而病情不能控制时，采用激光治疗，如果仍不能有效控制，才考虑手术治疗。这种原则的制定是基于抗青光眼性滤过手术会发生较严重的并发症。但是，在临床工作中我们常见到一些经历药物、激光小梁成形术治疗而眼压无法控制最后才进行手术治疗的患者，其视功能已受到严重的损害，甚至已发展到晚期。针对上述情况使学者们考虑应计对不同的病例，不同的眼压水平和视功能受损害程度，考虑不同的治疗方法。

近年来对于开角型青光眼最初用药物治疗还是用手术治疗存在争论。一般是按前述观点用药物作为起始治疗，但是药物可能有许多不良反应，患者不一定能按医嘱用药，而且长期效果也存在问题。长期用药物治疗的患者中，很大一部分患者视野有进行性损害，用药时间越长，视野缺损可能更严重，而且在诊断时仅为轻度视野损害者因未能进行及时有效治疗，比已有严重视野缺损者进行性视野丢失更严重。另一方面长期局部药物治疗可影响滤过手术的成功率。有研究表明长期用药者小梁切除术的成功率明显低于未用药组。球结膜活检结果表明，长期药物治疗，球结膜天疱疮样反应的危险性较未用药者增加。球结膜和眼球筋膜中的淋巴细胞、成纤维细胞等明显增加，这些慢性炎症改变，使滤过手术后滤过泡容易瘢痕化而导致手术失败。长期应用β肾上腺素能受体阻滞剂治疗的患者，滤过手术后容易发生包囊化滤过泡。对已确诊的原发性开角型青光眼患者随机分为3组，分别采用药物、激光和小梁切除术进行前瞻性研究，多数研究结果表明，小梁切除术比药物治疗组及氩激光小梁成形术组眼压控制成功率高，早期手术者很少发生视野损害的进展。以小梁切除术作为初始治疗的研究表明，早期手术可获得稳定的眼压控制，手术成功率较高，而且很少发生视野损害进展。目前，许多医师对原发性开角型青光眼早期手术采取积极的态度，当药物治疗或氩激光小梁成形术不能将眼压控制到理想水平时，就应采用手术治疗。

一些学者如Cairn、Watson、Jay等建议手术治疗作为原发性开角型青光眼的起始治疗，他们认为在目前设备及技术情况下，小梁切除术是一种相当安全的方法，手术降低眼压的幅度常较药物者大，80%以上的病例可获得满意的控制，而且较严重并发症的发生率并不高。笔者认为原发性开角型青光眼可先用药物治疗，如药物控制不满意，应较早决定手术治疗，不可犹豫不决而延迟手术，我们在临床工作中常遇到一些病例，在不理想的药物控制下常使病情达到进展期甚至到晚期，视盘凹陷萎缩及视野缺损均很明显。在前列腺素类药物问世以来，药物治疗的疗效显著提高，需早期手术的病例明显减少。

(2) 小梁切除术：小梁切除术为目前常规采用的式式。影响手术成功率的重要因素是术后滤过道瘢痕化和并发症。由于显微手术技术的发展，术中及术后应用抗代谢药物以防治滤过道的纤维化，激光重新打通粘连的滤过道等技术的应用，显著地提高了小梁切除术的成功率。手术技术改良如作较密的巩膜瓣缝合，采用可拆除缝线或激光断线术，可减少术后早期的浅前房和低眼压及其所引起的并发症，于术后3～15天内拆除或切断巩膜瓣缝线以调整适当的房水滤过量。随着手术技术的提高，小梁切除术的一些严重并发症如白内障的发生及进展和视力丧失等并不像过去认识的那么严重，尤其是小视野患者因手术而致突然视力丧失者已极少见，故医师不必过分考虑而延迟或放弃手术。

(3) 非穿透性小梁手术：非穿透性小梁手术为近年来开展的一种新的抗青光眼手术，在不切通前房的情况下，切除Schlemm管外壁、构成其内壁的近管组织和部分透明角膜基质，仅留一层菲薄小梁及狄氏膜窗，起到房水引流作用，浅层巩膜瓣下的深层巩膜，大部被切除，仅留极薄一层。这种手术的降眼压效果与小梁切除术相似，但并发症显著减少。

这类手术包括：Krasnov 设计的窦小梁切开术，将 Schlemm 管外壁切开，使房水通过小梁网渗出，再经 Schlemm 管断端进入 Schlemm 管，然后经外集液管进入血循环，但术后形成瘢痕，手术成功率不高，未被广泛应用。Fyodorov 等提出了深层巩膜切除术。Kozlov 等及 Mermoimd 等分别进行了深层巩膜切除术联合胶原植入。Stegmann 等实施了黏弹剂 Schlemm 管切开术，他在做深板层角膜移植时，发现狄氏膜可使房水通过，认为这是一条新的房水排出通道，故建议在作深层巩膜切除时，部位应靠前并进入透明角膜，仅留一层狄氏膜窗；从深层巩膜切除两侧的 Schlemm 管断端，注入黏弹剂，使 Schlemm 管及集液管扩张，目的是使从狄氏膜渗出的房水经 Schlemm 管断端进入已扩张的 Schlemm 管而排出眼外。Sourdille 等在深层巩膜切除床上放置交连透明质酸钠生物胶，取得了满意疗效。经过上述改进，非穿透性小梁手术的降眼压效果明显，与小梁切除术相似，而手术并发症显著减少。

手术要点：非穿透小梁手术深层巩膜瓣切除的范围分为两种：

（1）外部小梁切除术：切除含有 Schlemm 管外壁的深层巩膜瓣，并要撕除构成 Schlemm 管内壁的近管组织，它是房水外流阻力的主要部位，残留的滤过膜表面积较小而且菲薄，仅包括内部小梁网，即角巩膜小梁网及葡萄膜小梁网。手术操作较容易和安全，降眼压速率快。方法是当 Schlemm 管外壁随着深层巩膜一起被掀起后，向前稍作剥离并暴露前部小梁，可看到后部小梁表面的浅灰色组织，用显微镊夹住巩膜突并向后轻柔牵拉，见灰色组织的前边缘裂开，夹住此边缘，将此层 Schlemm 管内壁撕去。

（2）非穿透性深层巩膜切除术将深层巩膜瓣向前剖切，越过 Schwalbe 线，暴露狄氏膜。切除深层巩膜组织后残留的滤过膜表面积较大，残留的小梁组织相对较厚。Schlemm 管内壁未被撕除，手术形成的滤过膜是由小梁网及狄氏膜组成，其降眼压速率较慢，暴露狄氏膜过程易引起穿破。非穿透性深层巩膜切除术的关键是暴露狄氏膜，Schlemm 管外壁随着深层巩膜一起被剥开后，先在此水平沿巩膜瓣两侧向前各作一个放射状切开，长约 1~1.5mm，其深度接近狄氏膜但切勿切通前部小梁及狄氏膜，然后用海绵棒从深层巩膜瓣内侧轻轻地向前推，以剥离前部小梁，越过 Schwalbe 线后即可见房水明显渗出，沿此平面继续向前推动深层巩膜瓣，使角膜基质与狄氏膜分离，其前端进入透明角膜 1~1.5mm。

现代非穿透性小梁手术是上述两种技术的结合。深层巩膜瓣切除的范围包括深层巩膜、Schlemm 管外壁、构成其内壁的近管组织及部分邻近透明角膜基质。深层巩膜切除要极深，基底仅留极薄一层巩膜，可透见下方黑色葡萄膜。从浅层巩膜瓣下巩膜床后端向前分离深层巩膜瓣，当达到角膜稍后的光滑环行纤维时，即是巩膜突，其前方即是 Schlemm 管，在此平面继续向前分离即可将 Schlemm 管外壁掀开，此时可见房水缓慢渗出。如深层巩膜剥离得不够深，Schlemm 管外壁未能随深层巩膜瓣被掀开，则可用撕囊镊将其外壁夹住，撕下一条组织。一旦 Schlemm 管外壁被打开，即可见房水渗出，此时改用海绵棒前推深层巩膜瓣，进入透明角膜约 1mm，这样易于将其与狄氏膜分开，此时有大量房水缓慢渗出，再用镊子将Schlemm管内壁撕下。经上述分离可形成一薄层透明的小梁网-狄氏膜窗，该膜光泽，平坦，不前突，无虹膜膨出，并可见大量房水缓缓流出。此手术难度较大，需深入了解角膜缘部的解剖结构，并且有娴熟的手术技巧，术中因担心穿透小梁或狄氏膜，可能残留组织较厚，则无房水渗出，达不到降眼压目的；剥离太薄则可能穿孔，如为小穿孔，无虹膜膨出，则可按原计划完成手术；如穿孔太大，有虹膜膨出，则将虹膜切除，改为小梁切除术，因深层巩膜瓣向前剥离较多，应仔细判断小梁切除的恰当位置。

为防止浅层巩膜瓣与深层巩膜床粘连，有些作者在深层巩膜瓣切除后所造成的巩膜瓣下减压房中，植入胶原或透明质酸钠生物胶膜。

非穿透性小梁手术的降眼压机制：此手术改善房水引流的机制尚不完全清楚，现在一般认为，房水经残留的内部小梁网-狄氏膜窗渗出到浅层巩膜瓣下的减压房后，可经三条途径流出：

（1）外滤过途径。

（2）葡萄膜巩膜房水排出途径。

（3）经Schlemm管断端进入Schlemm管，外集液管流入血循环。

Stegmann等施行的黏弹剂小管切开术，术中向Schlemm管中注入黏弹剂，目的是使Schlemm管及外集液管扩张，增加该通道的房水排出易度。Mermoud等在减压房内植入胶原是为了增加结膜下的外滤过功能。Sourdille等报道仅16.6%的术眼有滤过泡，认为外滤过不是主要途径，而减压房及植入物的持续存在可能增加了葡萄膜巩膜的外流作用。Chiou等对深层巩膜瓣切除术后患者行超声生物显微镜检查，发现胶原植入物可使巩膜瓣下腔持续存在，房水经残留的小梁网-狄氏膜窗达巩膜瓣下，他们推测房水是经此达结膜下间隙，并经薄的巩膜达脉络膜上腔。胶原在术后6~9个月完全吸收，但巩膜瓣下间隙持续存在。叶天才等UBM观察透明质酸钠植入物在术后3个月开始降解吸收，部分患者可维持6~9个月，巩膜瓣下减压房逐渐出现不同程度缩窄。他们认为虽然此种手术不一定需要形成滤过泡，但有外滤过功能者似乎眼压控制更理想。李美玉报告，67.9%的患者存在功能性滤过泡，表明外滤过道是降低眼压的主要途径之一。目前认为非穿透性小梁手术仍然是一种外滤过手术，不同之处是未穿透前房。

疗效与并发症：最近的非穿透性滤过手术大多是非穿透性深层巩膜切除术与外部小梁切除术两种技术的结合，平均随诊时间约12~36个月，完全成功率为44.6%~75.6%，加抗青光眼药物的成功率为79%~97.7%。Mermoud等比较了深层巩膜切除联合胶原植入物和小梁切除术各44只眼术后24个月的疗效，完全成功率，深层巩膜切除联合胶原植入物组为69%，而小梁切除术组为57%，两者无明显统计学差异，前者用药成功率为95%。Stegmann等报告黏弹剂小管切开术成功率为82.7%，用药成功率为89.0%。Dahan和Drusedan报告一组病例作非穿透性小梁手术，巩膜瓣下无植入物，平均随访46个月，平均眼压从30.4mmHg降至15.4mmHg，平均下降50%。李美玉报告，平均随访9个月，完全成功率为42.8%，加药成功率为96.4%。叶天才等的结果为平均随访6.6个月，完全成功率为56.0%，加药或术后行残存小梁网激光穿刺治疗眼压≤21mmHg者为44.0%。

非穿透性小梁手术因不穿透前房，术中不发生眼压突然降低，因而术后早期并发症如低眼压、浅前房及脉络膜脱离等并发症明显减少，滤过性手术的晚期并发症低眼压性黄斑病变、滤过泡炎、眼内感染等的发生率也较低。

7.青光眼的视神经保护

神经保护是对患病的神经组织，通过干扰其损伤和死亡径路，以保护其组织并维护其功能。30年来曾在实验室和临床试验中研究众多药物用于急性和慢性神经疾病。Helen等复习了有关文献，虽然有数百种神经保护药物在动物疾病模型中有限制神经损伤的作用，但均未能应用于临床。有2种神经保护药物在人类临床试验中表明可改善结果，被美国食品和药品管理局批准应用，即riluzole用于肌萎缩侧索硬化和memantine用于中度到重度阿尔茨海默病，但是这些药物对这些疾病过程也未能获得戏剧性冲击作用。

近年来，神经保护曾延伸到视神经疾病，如青光眼、非动脉性前部缺血性视神经病变和Leber遗传性视神经病变。两个尚未发表的大的、平行、随机临床试验，关于N-methye-d-aspartateantagonist，memantine对开角型青光眼视神经保护的研究未表明其有效性。

有两个最大的慢性进展性开角型青光眼患者口服memantine的临床试验，这些公司资助的试验登记了世界范围的2200例患者，随访至少4年。试验结果虽未发表，但在2007年和2008年两次宣布两个试验均未达到预期结果。第一次宣布："在统计学分析计划中，选择了两种视功能检测来评估memantine对青光眼的有效性。作为主要的终点的功能检测没有显示memantine对保持视功能有益。在几项应用次要的功能检测显示大剂量的me - mantine较安慰剂组统计学有显著性。"第二次宣布："虽然研究表明接受大剂量memantine组疾病的进展较小剂量memantine组明显慢，但与安慰剂组比较无明显益处。所以研究未能达到主要的终点，也不足以重复第一次三期试验的结果。"

因为肾上腺素能激动剂在动物实验中有神经保护作用，在低眼压性青光眼治疗研究中，正常眼压性青光眼患者用酒石酸溴莫尼定（阿法根）或噻马洛尔。噻马洛尔作为阿法根降眼压效果的对照，而没有神经保护作用。尚未见其结果的报告。

第三节　青光眼降眼压药物治疗的原则

一、青光眼降眼压药物治疗指征

青光眼药物治疗的指征，包括：

（1）原发性开角型青光眼。

（2）原发性闭角型青光眼（发作期，暂不适手术者）。

（3）继发性青光眼的高眼压期。

（4）局部或全身手术禁忌的病例。

（5）手术或激光治疗后眼压控制不良的病例。

（6）手术后眼压已控制，但视野和（或）眼底杯盘比继续恶化。

（7）需提高眼血流和视盘灌注压的病例（如低压性青光眼）60%以上的青光眼病例可用药物控制。

急性闭角型青光眼急性发作期药物治疗的目的主要是要迅速降低眼压，防止视神经的急剧损害，使角膜变清亮，减少眼内炎症，防止虹膜后粘连和周边前粘连；降低眼压后需根据病情，行激光或手术治疗。原发性开角型青光眼药物治疗的目的主要是根据眼压、视盘和视野的状况，找出其靶眼压，并使眼压控制在靶眼压范围内，以保证和预防其视神经不再有进一步的损害继发性青光眼药物治疗的目的主要是降低眼压使之维持在正常范围内，以保证和预防其视神经不再有进一步的损害。

由于原发性青光眼多为双侧发病，所以原则上应是双侧眼的治疗即使仅仅单侧眼有眼压升高和（或）青光眼损害的体征，也不可忽略对侧眼的随访和治疗临床医生要根据每个患者的实际情况制订治疗计划，以便提高药物的疗效，改善患者的用药依从性，减少治疗的失败，同时要权衡药物治疗的利弊，减少药物不良反应，细心度量效益/危害比，更好地维护视功能，取得最佳的治疗效果。

二、青光眼降眼压药物处方的制订

在各项常规检查完成、诊断明确之后，根据青光眼的类型、病情的轻重和早晚分别给予不同的处理。临床医生在决定治疗方案时，除了应熟悉各类青光眼药物的降眼压幅度、不良反应等，还应根据患者的情况，详细考虑各方面的因素，包括青光眼的类型，治疗前的眼压水平，患者的视功能情况（包括视力和视野的情况），患者的全身情况，患者对生活质量的要求，患者可以承受的治疗费用和卫生经济等因素。

临床医生在用药前，应仔细衡量治疗的益处和危险性除非是显著的高眼压须急用最大耐受量的药物（包括局部与全身用药）治疗外，一般青光眼在开始治疗时需设定目标眼压，开处方时要采用最低剂量、浓度和次数的滴眼剂，使用能维持眼压在靶水平的药物而不良反应最少，对于发展期或晚期病例眼压不易控制者，可提高药浓度及滴药次数，或联合用药，把眼压维持在预期的"安全"水平但对于药物的增加和改变应小心地施行，要防止眼压和病情的突然恶化。同一类药物（如2种β受体阻断药或2种前列腺素衍生物）不应联合应用，因为这样用药只会增加药物的不反应而不会增进药效。另外，同一类药物的拮抗药（如阿托品）和激动药（如毛果芸香碱）也不应同时在同一眼上应用。

要根据患者的个体差异和特性选择用药，注意用药的禁忌证。如强缩瞳剂不宜用在高度近视或有视网膜脱离史的患者，慢性阻塞性肺病、心动过缓和心律不齐的患者禁用β受体阻滞剂，肾上腺素类药物要避免用在无晶状体或人工晶状体眼的青光眼，以免发生黄斑病变。临床医生在开具处方时应心中有数。

（二）各类青光眼药物降眼压幅度

对于前述的几种已经用于临床的降眼压药物，其单剂治疗最大降眼压情况的比较大致如下：口服碳酸酐酶抑制剂＞缩瞳药和前列腺素衍生物＞非选择性β受体阻滞剂＞α受体激动药＞局部碳酸酐酶抑制剂和选择性β受体阻滞剂＞肾上腺素。国外有学者对28个抗青光眼药物的随机临床对照试验进行了荟萃分析，常用药物的降眼压幅度见表8-1。

（二）一线用药

由于口服碳酸酐酶抑制剂全身不良反应较大，而缩瞳药局部不良反应较大，因此，在临床上，常将β受体阻滞剂和前列腺素衍生物作为青光眼的一线用药。

噻吗洛尔等β受体阻滞剂从1978年始应用于临床，一直作为抗青光眼的一线用药和初始用药的金标准。1996年后，前列腺素类药物逐渐应用于临床，其降眼压效果佳，用药次数好，临床处方量逐渐增大，但就目前的情况来看，β受体阻滞剂价格相对较便宜，降眼压效果较好。无论是国外还是国内，β受体阻滞剂仍然被认为是抗青光眼的一线用药。从局部用复合制剂可以看出来，目前所有的复合制剂都是0.5%噻吗洛尔联合其他类型的药物。

（三）单药治疗和联合治疗

青光眼临床用药应遵循低剂量开始治疗原则，即采用最少种类、最低剂量、最少用药次数。一般单药治疗降眼压效果在基础眼压的40%以内。若患者基础眼压不太高（如30mmHg以下），可考虑单药治疗；若单药治疗后，患者的降眼压幅度小于15%，说明患者对该药物不敏感，可改其他类型降眼压药物治疗，并根据治疗效果调整用药。

对于选择初始用药的考虑，临床医生应至少从下面两个方面着手：

（1）降低眼压和保护视力、视功能。

（2）选用患者依从性好的药物。表8-2、表8-3分别从上述两个方面阐述现有青光眼药物的选择。

表8-1 常用药物的降眼压幅度

	峰眼压变化幅度	谷眼压变化幅度
Betaxolol	- 23%	- 20%
Timolol	- 21%	- 26%
Brimonidine	- 25%	18%
Dorzolamide	- 22%	- 17%
Brinzolamide	- 11%	- 17%
Latanoprost	- 31%	- 28%
Travoprost	- 31%	- 29%
Bimatoprosl	- 33%	- 28%

表8-2　理想青光眼药物-降低眼压、保护视力和视功能

药物的作用	现今可选择的药物
单药治疗最大降眼压幅度	前列腺素类药物降眼压幅度可达约30%
降眼压药物对大部分患者敏感	作为单药治疗，β受体阻滞剂和前列腺素类药物对患者的敏感性可达50%~70%
24小时平稳降眼压（眼压波动小，昼夜眼压控制）	前列腺素类药物对24小时平稳降眼压有较好的作用；β受体阻滞剂夜间降眼压效果欠佳
没有短期波动或长期波动	前列腺素类药物治疗眼压较稳定
增加眼部血流和眼部灌注压	一些研究显示局部用碳酸酐酶抑制剂和Betaxolol（倍他洛尔）可增加眼部血流；前列腺素类药物和局部用碳酸酐酶抑制剂可增加眼部灌注压
对病变部位有治疗作用（如疏通小梁网或其他房水外流途径等）	暂无该类药物
直接作用于视网膜节细胞的神经保护治疗	美金刚是唯一进入Ⅲ期临床药物试验的用于青光眼视神经保护的药物，但其结果与安慰剂无异

表8-3　提高患者用药依从性的药物

药物的作用	现今可选择的药物
一天一次或更少	前列腺素类药物
多种药物固定复合制剂（依从性更好，防腐剂接触量减少）	青光眼药物的复合制剂
药效持续时间长（漏点眼药水眼压仍能维持）	前列腺素类药物
不含防腐剂或含不良反应较小的防腐剂	Alphagan-P，Travatan-Z，Timolol　Ocudose
药瓶设计合理，容易点药	有多种专利药瓶设计（如Xalatan药瓶、Mikelan药瓶等），但患者反应不一
无全身不良反应	β受体阻滞剂全身不良反应较多，α受体激动药全身不良反应不多，前列腺素类药物及碳酸酐酶抑制剂全身不良反应较少
局部不良反应较少	β受体阻滞剂，局部不良反应较少 前列腺素类药物，不良反应为眼部刺激感、眼红，眼周皮肤色素沉着，睫毛增长 受体激动药，不良反应为结膜炎.嗜睡碳酸酐酶抑制剂，不良反应为过敏，眼部导物感
能监测患者点药依从性的装置	暂无
治疗费用、医保是否可覆盖	β受体阻滞剂较便宜

从表8-2、表8-3可以看出来，β受体阻滞剂和前列腺素衍生物无论在降低眼压的幅度还是在提高患者依从性方面，效果均较好，因此成为青光眼的一线用药，单药治疗常用青光眼一线药物，如β受体阻滞剂和前列腺素衍生物。

若患者基础眼压比较高（如35mmHg以上），单药治疗仍不能达到正常眼压，需考虑联合治疗。另外，随着青光眼的进展，30%~50%的患者需要联合用药才能使眼压达到目标眼压的水平。

联合用药需避免同类药物的联合应用：理想的联合用药最好能用不同降眼压机制的药物，如抑制房水生成的药物与增加房水排出的药物联合应用临床上，一般是一线药物（如β受体阻滞剂或前列腺素衍生物）联合其他类型的青光眼药物治疗加用第二种降眼压药物的降眼压幅度见表8-4。

表8-4　加用第二种降眼压药物的降眼压幅度

β 受体阻滞剂＋		前列腺素衍生物＋	
前列腺素衍生物	14%～37%	β 受体阻滞剂	12.3%
碳酸酐酶抑制剂	16%～22%	碳酸酐酶抑制剂	19.1%
α 受体激动药	19%	α 受体激动药	9%～23%
缩瞳药	6%～17%	缩瞳药	7.4%

临床上有多种青光眼复合制剂供青光眼联合用药选择，固定复合制剂较非固定联合制剂的好处在于：①减少点药次数，增加患者用药依从性；②减少眼表与防腐剂的接触，减少防腐剂引起的眼表损伤；③减少由于点多种药物引起的药物洗出效应；④减少非固定联合药物应用的错配。

（四）孕期与哺乳期青光眼的治疗

除了极少数例外，孕妇的眼压在孕期可少许降低其降眼压机制可能与妊娠期激素水平改变导致葡萄膜巩膜通道房水流出增加有关，而且也与上巩膜静脉压力降低及妊娠期体液内含酸增多有关：国外有学者曾回顾性分析了15个青光眼患者（28眼）孕期青光眼发展的情况，其中16只眼（57.1%）在整个孕期眼压和视野均维持稳定，其中大部分患者的青光眼用药较怀孕前减少；但仍有10只眼（35.7%）出现不同程度眼压升高，视野恶化，这部分患者绝大部分需要增加青光眼用药以控制眼压。

脂溶性、非离子化、低分子量的药物容易通过胎盘和进入母乳中，绝大部分的抗青光眼药物都是该类药物美国食品药品管理局把围孕产期用药的安全性分成5个等级（A、B、C、D、X）：A级为人体研究证实是安全的；B级是动物实验被认为是安全的；C级是未知安全性，动物实验出现不良反应，但没有相关的人体研究；D级为不安全，有临床证据提示在人体中有不良反应；X级为高度不安全。青光眼用药的围孕产期安全性评级见表8-5。

表8-5 青光眼用药的围孕产期安全性评级

	美国食品药品管理局的围孕产期用药安全分级	抗青光眼药物
A级	无危险性	无
B级	动物实验：无危险性	溴莫尼定
	人体研究：无充足证据	
C级	动物实验：有毒性	β受体阻滞剂
	人体研究：无充足证据	碳酸酐酶抑制剂
		缩瞳药
		前列腺素衍生物
D级	人体研究：危险	噻吗洛尔与多佐胺复合制剂
	（若无合适的替代药物，治疗的益处仍大于危险性）	
X级	很不安全：用药的危险性大于治疗的益处	无

从表8-5可以看出，目前没有一个抗青光眼药物被认定为A级溴莫尼定是所有抗青光眼药物中唯一被认定为B级的药物，其孕期用药相对安全，但它可通过母乳分泌并造成婴儿的中枢神经系统的不良反应，如低血压、呼吸暂停其他的抗青光眼药物如β受体阻滞剂、前列腺素衍生物、碳酸酐酶抑制剂和缩瞳药都是C级药物。

曾有报道β受体阻滞剂可导致胎儿心动过缓、心律小—齐和呼吸暂停虽然其存在潜在的不良反应，但是据国外的统计，约45%的眼科医生仍把β受体阻滞剂作为孕期降眼压的一线用药，这主要是源于长期的用药经验，而且产科医生本身也经常用β受体阻滞剂来治疗孕期的高血压。最近的研究也显示，母乳内噻吗洛尔的浓度很低，对健康婴儿不会产生全身不良反应。

有学者把局部用碳酸酐酶抑制剂作为孕期用药的第三个选择（在β受体阻滞剂和溴莫尼定之后），虽然全身用碳酸酐酶抑制剂与骶尾部畸胎瘤和一过性肾小管性酸中毒相关，但局部用碳酸酐酶抑制剂尚未有孕期用药不良反应的报道。

前列腺素衍生物由于可能导致流产，一般均建议在孕期慎用。实际上，所有的前列腺素衍生物在三期临床药物验证时都把妊娠期妇女和有怀孕倾向的妇女排除在外，因此并没有太多的证据说明问题，临床上也没有用前列腺素衍生物后导致流产的报道。实际上，即使滴入双眼的前列腺素衍生物被全部吸收，其体内的含量是可导致全身不良反应的量的1/7500～1/1500。有学者曾对11个孕期妇女作过相关研究，均未发现妊娠期和新生儿的并发症。

缩瞳药在接近生产时应避免使用，因为有报道它有可能引起新生儿发热、癫痫和出汗。

对于妊娠期和哺乳期妇女，尽量减少青光眼局部用药的全身吸收显得尤为重要。可尽量减少药物的浓度和用药的次数。点药后压住泪小点及闭眼5分钟可有效减少药物的全身吸收。若需要双眼用药，可点完一眼后隔15分钟再点另眼，这样可减少药物在血浆中的峰浓度。

另外，激光治疗（如激光小梁成形术治疗开角型青光眼）不失为妊娠期青光眼治疗的另一选择。

（五）青光眼围手术期的用药问题

1.术前局部用降眼压药物

眼部炎症对青光眼滤过手术成功率有明显的影响。长期应用局部抗青光眼药物可引起眼表炎症和结膜非典型改变。在临床上，有部分青光眼患者在滤过手术前可能已长期应用3~4种局部抗青光眼药物。理论上来说，青光眼患者在滤过手术前最好能尽量地减少局部抗青光眼药物，使眼表能恢复到炎症较轻的状态。有学者曾提议，抗青光眼药物每天每只眼点眼不超过5次。

成功的小梁切除术很大程度上依赖术后有房水连续地从巩膜瓣下流至结膜下，以尽量减少巩膜瓣下和结膜瓣下的粘连和瘢痕化。抗青光眼药物抑制房水生成和增加葡萄膜巩膜通道流出的作用即使在停药后仍可持续数天至数周。因此，有学者提议，若患者基础眼压不算太高（25mmHg左右）的话，可停用局部降眼压药数天。实际上，绝大部分患者术前都因为眼压较高而无法停用局部降眼压药，我们可以做到的是避免用同类型的降眼压药物、停用引起较明显的炎症反应的药物。

2.围手术期局部用抗生素

一般内眼手术前后均需要局部点抗生素眼水以预防感染。滤过术前需用至少24小时抗生素眼水，术后一般用1~2周抗生素眼水。但当出现滤过泡渗漏时，需要持续应用至滤过泡渗漏消失。有些医生并不主张在滤过手术围手术期局部用抗生素眼水，认为并无确切的证据说明围手术期用抗生素可预防术后滤过泡炎和术后眼内炎。而且术后长期局部用抗生素也无益于预防迟发性滤过泡炎和眼内炎。实际上，术后长期局部用抗生素还可增加滤过泡相关性眼内炎的风险。

3.术后局部用激素

小梁切除术后常规需要局部点激素以减轻术后炎症反应、调整组织修复的过程。一般来说，小梁切除术后激素眼水一天点4次，维持4~6周；若术后炎症反应较重，可增加点眼次数及药物浓度。另外，青白联合手术或葡萄膜炎继发青光眼术后应增加激素用量，包括增加点眼次数、用药浓度及维持时间。需要注意的是，对于激素敏感的患者，长时间局部点激素可导致眼压升高，即使是抗青光眼术后、滤过泡功能很好的情况下也有可能发生。

4.术后并发症的药物治疗

（1）滤过泡渗漏：可先停局部用激素眼水，用抗生素眼水预防感染，用非甾体类药物抗炎，并加用表皮生长因子眼水点眼；成纤维细胞生长因子眼水和凝胶可短期应用，当渗漏消失后宜尽早停用，以免影响组织修复过程，导致滤过泡瘢痕化；当滤过泡渗漏较明显时，可用抗生素眼膏＋生长因子凝胶包眼1~2天。若药物保守治疗无效，需行滤过泡修补术。

（2）滤过过强、低眼压浅前房：散瞳、抗炎、脱水联合治疗是必要的可应用短效散瞳药物（如托吡卡胺滴眼液）和长效散瞳药物（阿托品滴眼液和眼膏），该类药物可散大瞳孔，松弛睫状肌，使晶状体虹膜隔后移，缓解浅前房；局部抗炎需加强（增加药物浓度及增加用药频率），可用浓度较高的激素（如1%醋酸泼尼松龙滴眼液），并联合应用非甾体类抗炎药；脱水药物可浓缩玻璃体，使晶状体虹膜隔后移，加深前房，临床上较常用的是20%甘露醇静脉滴注和（或）口服异山梨醇溶液等。另外，还可在上睑皮肤面滤过泡相应的位置压滤枕，达到压迫滤过泡、减少滤过量、加深前房的作用。

（3）恶性青光眼：除了上面所述的散瞳、抗炎、脱水治疗外，还需局部用降眼压药物以降低眼压，常用抑制房水生成的药物，如β受体阻滞剂、碳酸酐酶抑制剂等。

（4）前房积血：停用非甾体类抗炎药物，因为该类药物对凝血功能有一定的影响制动、半坐卧位，使积血下沉，通过下方房角吸收，减少其通过滤过泡流出、造成滤过泡瘢痕化当仍有活动性出血较多时，可全身用止血药。

（5）包裹囊状滤过泡：加强局部抗炎药物的应用，可用氟尿嘧啶溶液5mg/ml　0.2~0.3ml或干扰素50万单位/0.5ml滤过泡旁或滤过泡对侧注射，并联合针刺滤过泡分离术。

5.围手术期抗凝药物和抗血小板药物应用的处理

大部分青光眼患者年龄较大，合并其他全身病的情况比较多。口服抗凝药物如华法林等常见于心脏瓣膜置换术后、心房纤颤、缺血性心脏病、脑血管疾病和静脉血栓；口服抗血小板药物如阿司匹林、氯吡格雷、噻氯匹定、双嘧达莫等则已被证明对冠状动脉疾病和脑血管意外有较好的预防作用。国外有作者统计，大约有27%的抗青光眼手术患者正在应用抗凝药物和抗血小板药物，常见的疾病为心律不齐、心脏瓣膜置换术后和脑血管意外。我国患者的比例可能没有那么高，但也呈逐年增高的趋势。

术前应用抗凝药物和抗血小板药物是眼科术中或术后出血的危险因素，包括局部麻醉引起球后（或球周）出血、术中出血和术后延迟性出血但是，若停止抗凝药物和抗血小板药物治疗可能导致患者一过性的血液高凝聚状态而产生危险。目前，国内外均无明确的指南说明该类药物应该如何在围手术期应用。国外有作者对青光眼围手术期应用抗凝药物和抗血小板药物做过回顾性分析，由于每个患者情况不同，处理也各异。但总的来说，长期应用抗凝药物的患者出现出血性并发症的概率比应用抗血小板药物高；而且围手术期继续应用抗凝药物的患者出现出血性并发症的危险性更高；另外，术前高眼压状态也是该类患者出现出血性并发症的高危因素，但是根据目前的资料仍无法确定抗青光眼术前停用该类药物是否可减少出血性并发症的发生。

长期应用抗凝药物和抗血小板药物的患者若出现出血性并发症，其术后视力丧失的风险较普通患者高。因此，围手术期应做足预防措施，以防止术中或术后出血，同时又要预防全身并发症的出现。若患者只用一种抗血小板药物（如阿司匹林、氯吡格雷、噻氯匹定、双嘧达莫等），抗青光眼围手术期不必停用；若患者应用抗凝药物，在不影响其全身疾病的前提下，最好至少术前3天停用抗凝药物。术前需抽血检查患者的凝血情况，正常人国际标准化比率（INR）1%，若INR大于2，提示凝血机制有障碍，若INR大于3，则提示出现出血性并发症的可能性极高。

对于普通外科手术，有相关的指南，内科医生以年内发生血栓栓塞性脑卒中的危险性作为建议更改抗凝或抗血小板治疗的基准。若不用抗凝治疗，年内发生血栓栓塞性脑卒中的危险性小于4%，如无血栓栓塞性脑卒中病史的心房纤颤患者，建议术前停用口服抗凝药物。若患者为中度危险性（4%~7%），如机械性人工瓣膜术后，可停用口服抗凝药物，选择性静脉给予治疗量的肝素或皮下给予低分子量肝素。若患者危险性较高（>7%），如有血栓栓塞性脑卒中病史的心房纤颤或机械性人工瓣膜术后，需停用口服抗凝药物的同时，静脉给予治疗量的肝素或皮下给予低分子量肝素。由于肝素的药物作用时间比华法林短，至少可保证手术过程中患者的凝血状态部分正常，以避免出血性并发症的发生。

对于青光眼手术，若术中或术后均未出现出血性并发症，术后第一天即可恢复口服抗凝药物治疗。若出现了重要的并发症，如前房积血、脉络膜上腔出血等，抗凝治疗需继续停用，并请内科医生会诊以评估患者的全身情况。

三、长期用药的问题

长期用药的青光眼患者需细心监测眼压、视野和视盘的改变，以便评价药物的疗效和安全性。通常是在2~3周内把眼压下降到靶眼压水平，然后根据病情的轻重，每1~3个月作一次常规检查（包括视力、眼压、裂隙灯、眼底等，滴用β受体阻断药者要测量脉搏、血压），每6个月作一次视野和眼底照相。

眼压状况是直接反映药物效力的重要标志，每次复查均要准确测量和记录（用Gold - mann压平眼压计测量最佳），同时要定期复查日间及夜间眼压曲线变化，要保证全天24小时内的眼压均处于安全的水平在复诊时如发现眼压大幅度的下降或很低，应考虑有葡萄膜炎、视网膜脱离或与全身服用抗高血压药等有关。现代青光眼治疗的一新进展，就是对安全眼压（"靶眼压"）的标准有了新的认识。根据不同的个体情况制订不同的靶眼压。

视野的定期检查是青光眼患者长期用药中要复查的一个重要项目前后的视野检查要求有相同的物理参数，如照明度、屈光的矫正、瞳孔的大小和整个的检查程序等尽量做到相近，这样可免去夸大性的视野缺损或假阴性的结果。视野的改变是青光眼病情加重的指征，但也可能是其他许多疾病所引起，如视网膜静脉阻塞、视网膜脱离、白内障、糖尿病性视网膜病变或屈光不正的改变等。

眼底的检查包括细心对比视盘的变化（包括C/D、盘沿切迹、盘沿面积、出血等）和视网膜神经纤维层缺损（RNFLD）的情况，对于初诊的病例应在病历上准确描绘视盘的状况（或眼底照相），以供复诊时作对照。

在长期用药时也要注意患者的全身情况，如应用抗高血压药物的青光眼患者，应调整眼部用药，把眼压下降得更低些，以便维持一个最合适的眼灌注压，糖尿病加重者也要把眼压下降得更低些，贫血、低血压病也同样如此。

四、药物治疗失败的问题。

有多种原因会导致药物治疗失败，表现为视野缺损和视盘损害的加重眼压不能持续控制，主要原因是：患者不遵照医嘱用药，药物产生耐药性或不良反应，测出的眼压（如单次测量）未能完全反映全天的眼压波动变化，或者医生认为"正常"的眼压对某一特定的患者该眼压水平仍太高（即未达到目标眼压）所以当药物治疗未能阻止病程发展，眼压未能降至病理损害的水平以下时，则需要采用进一步的治疗措施，如激光或手术治疗。

五、青光眼患者遵嘱用药问题

虽然青光眼是一种不可逆性致盲性眼病，患者对于治疗的黏附性和持久性普遍较差。青光眼是一种慢性疾病，患者对治疗较差的黏附性和持久性可导致疾病的进展，继而增加医疗的投入。让患者及医疗工作者了解治疗不规律带来的后果，对于提高患者的生活质量和提高医疗服务水平都至关重要。

黏附性的定义是按照医嘱规律、正确用药。黏附性的定义比依从性更贴切，后者有被动的意思，仅表示患者服从医嘱，而黏附性则更主动，表示患者更主动地参与治疗。一般来说，患者在预约看病的前5天，黏附性最好实际上，这一现象更混淆了日常的治疗效果，医生和患者都容易被看似稳定的眼压所麻痹，而干扰治疗方案的制订。

持久性指的是坚持用药的时间。临床研究发现，大部分患者在治疗6个月内终止了青光眼的药物治疗美国的Friedman等曾通过患者的用药量研究治疗的持久性，发现仅10%的患者在治疗1年内仍坚持用药。

据国外的研究估计，患者对于青光眼治疗的黏附性和持久性在开始治疗的3年后仅达15%~58%。

实际上，很多方面均可导致青光眼患者的黏附性不佳，青光眼治疗后没有立竿见影的效果是最重要的原因。患者被诊断为青光眼后，每天点眼药水，视力没有提高，还伴随有抗青光眼药物的眼部刺激等各种不良反应。因此，医生在诊断之初就必须对患者进行青光眼的科普宣教。只有让患者认识到青光眼的危害和治疗的好处，才能有效地和患者进行沟通，共同确定青光眼的药物治疗方案。而且，医生需要让患者充分了解青光眼治疗药物的全身和局部不良反应，这样可有效提高患者治疗的持久性。同时，医生需要和患者解释降低眼压在治疗青光眼上的重要性。医生和患者有效的沟通可提高患者对医生的信任度，进而提高患者对青光眼治疗的黏附性和持久性。

另外，社会地位和文化差异也是导致治疗黏附性差的重要原因。对于不同的患者，医生有必要了解患者的社会和文化背景，如是否可负担治疗费用，来看病的路程远近，是否有时间来复查等等。很多青光眼患者是老年人，记性不好、行动不便都是药物治疗黏附性差的原因。有研究发现，青光眼患者没有规律用药的主要原因包括遗忘（39%）、忘记带眼药水（26%）、用药的时间和频次不方便（9%）、药物不良反应（2%）。因此，和患者沟通，确定合适的日常用药时间非常重要。

提高患者治疗黏附性的一个重要手段就是要和患者很好地沟通，包括青光眼治疗的目的、药物的用途等。在诊断之初，医生并不知道患者对治疗的黏附性是否良好，因此医生有责任对患者进行平等地解释和宣教，而不是高高在上地宣判。国外Kass等人曾用监视仪研究青光眼患者用药的依从性，发现患者往往告诉医生自己规律用药、自觉治疗黏附性良好，而实际上不是那么回事。所以医生更要耐心地和患者沟通，了解患者的实际情况，特别是当药物治疗眼压仍未良好控制时。

医生在询问患者用药情况时，可采用引导式的问句。如，问患者有没有用眼药水时，可让患者描述自己是如何用药的。若患者没有按医嘱用药，需要询问原因。虽然医生门诊时间有限，但仍应该在诊断之初挤出时间，让患者谈谈他对疾病的认识，为什么需要用药，是否有能力点眼药水，是否缺乏支持。

医生还需要知道如何帮助患者克服各种导致用药黏附性差的困难。Tsai等人列了一个影响青光眼患者治疗黏附性和持久性的因素表格（表8-6）。医生应根据患者的情况，尽量找到解决这些困难的对策。如可让患者家属陪同来诊，这样可多一个人了解治疗细节，帮助记忆力较差的患者及时规律用药。而且，有家人的支持，患者用药会更有动力。医生需要了解患者的生活习惯，尽量为患者制订简单易行的用药方案。

表8-6　影响青光眼患者治疗黏附性和持久性的因素

患者的处境/环境因素（49%）	药物治疗方案的因素（32%）	患者因素（16%）	医生因素（3%）
缺乏家人支持	更换药物或加药	对青光眼的了解程度	对医生不满意
发生重大事件	药物费用	记忆力	沟通不力
离开家乡	用药复杂	用药的动机	
工作或学习上的竞争药物不良反应	药物不良反应	合并的其他疾病	
生活常规破坏			

青光眼是一种长期的慢性疾病，治疗黏附性也是一个需要长期努力的过程。患者的每次复查都是治疗黏附性的一个体现。若能建立长期的医患关系显然更有利于增加患者对治疗的信心、增强患者治疗的黏附性。对于用药较多、对治疗不太理解的患者，可根据患者的生活作息时间，把每次用药的时间点写下来如对一个早上7点起床、7点半上班、晚上6点到家、用三种降眼压药物（包括噻吗洛尔滴眼液、派立明滴眼液和适利达滴眼液）的上班族患者，可如下安排用药时间（表8-7）。把用药时间与患者日常必须做的事情结合起来（如吃饭前后、起床后等），可使患者减少忘记用药的次数向患者询问药物潜在的不良反应对于提高患者对于治疗的黏附性和持久性非常重要。

表8-7　安排用药时间举例

患者时间安排 （7AM起床，7：30AM上班，6PM到家）	用药 用三种降眼压药物（Timolol、Azpot、Xalatan） 用三种降眼压药物（Timolol、Azopt、Xalatan）
7：00AM（起床后）	噻吗洛尔滴眼液
7：30AM（早饭后）	派立明滴眼液
6：30PM（晚饭前）	适利达滴眼液
7：30PM（晚饭后）	噻吗洛尔滴眼液
8：00PM（看电视、工作或休息间隙）	派立明滴眼液

减少用药次数无疑可非常有效地增加患者对治疗的黏附性和持久性。很多研究表明，每天一次用药的患者满意度及用药黏附性和持久性都很高。但随着青光眼的进展，40%以上的青光眼患者需要联合用药。固定复合制剂是很好的选择。

六、正确的滴眼药法

在治疗青光眼时，要指导患者掌握正确的滴眼药方法。过量的眼药滴入眼内（如β受体阻断药）可引起严重的全身不良反应，滴眼药后的瞬目或流泪可即时冲掉药液，使渗入眼内的药量不足所以要有正确的滴药方法和合理安排好滴药时间，才能保证青光眼患者有一个平稳和全天24小时安全的眼压水平，同时又可最大限度减少药物的不良反应。要教导患者在滴入一滴眼药后，应轻闭眼睑，头向后仰，静坐2分钟，并压迫鼻泪道减少药物的全身吸收。在联合交替滴药时，两种滴眼剂相隔的时间至少要10分钟，以免第二种药液冲去第一种药液。正确的滴眼药法包括以下的步骤：

（1）捏住下睑睫毛下方的眼睑皮肤并向下向前拉，使下睑成囊袋状。

（2）向囊袋内滴入一滴眼药，注意滴瓶嘴不要触及眼部组织。

（3）保持下眼睑向前拉的位置数秒钟。

（4）将下眼睑向上拉触及眼球，眼球则同时向下看。

（5）松开眼睑，轻轻闭眼，同时用手指压迫泪囊区至少5分钟。

另有学者报道采用硅胶或胶原塞子阻塞泪点可提高药效，减少不良反应。目前已证实，应用鼻泪道阻塞法，药物一般只需应用浓度的一半即可达到最大药效，一天两次滴用毛果芸香碱就可取得良好的全天眼压控制。

第四节　前房引流装置植入手术

难治性青光眼的治疗一直是眼科临床工作中的棘手问题之一。1969年Molteno发明了现代青光眼引流物植入术治疗难治性青光眼，其原理为通过一人工引流装置将房水引流到赤道部的结膜下间隙，以期获得新的房水外引流通道。在Moheno引流装置的基础之上，一些新型的现代前房引流物不断问世，其制作材料、制作工艺及手术方法不断改进，目前手术的并发症明显减少，手术成功率也显著提高。

一、现代房水引流装置的特点

现代房水引流装置和早期设计使用的相比主要有以下几方面改进：

（一）材料

现代房水引流装置所选用的材料多为医用高分子化合物，如：聚丙烯、硅胶、聚甲基丙烯酸甲酯等。这些材料的生物相容性好，对眼组织刺激性小，引流盘周围炎症反应轻，因此可减少瘢痕的形成。

（二）引流盘的位置

现代房水引流装置的引流盘位置已从眼球赤道部之前改为赤道部之后。这种改变有许多优点：

（1）赤道部以后的球结膜及眼球筋膜具有很好的扩张潜力，易于引流盘的植入和存留，并可在引流盘周围形成一个表面积与引流盘外表面积相同的纤维性囊腔。

（2）在赤道部后引流盘周围形成的纤维囊腔储液间隙由于远离前房，减少了眼前段的炎症反应。

（3）由于该区域的筋膜组织较厚加强了对引流盘的保护，减少了后期引流盘暴露的可能性；并且减少了滤过泡相关并发症如滤过泡渗漏、滤过泡感染以及眼内炎的发生。

（三）制作工艺

现代房水引流装置的设计工艺有了很大改进，如压力敏感性活瓣开关的设计，保证了在一定压力下房水的单向流动，减少了术后早期浅前房的发生率；并可根据要求设计不同降眼压水平的引流装置，术后易获得所需眼压控制水平，所以这类引流装置又被称为青光眼减压阀、青光眼眼压调节器、青光眼房水分流泵等。

二、房水引流装置的构造及降眼压机制

房水引流装置通常由两部分组成。一是引流管，它将前房水引流到远端的引流盘处；二是引流盘，一般引流盘要达到一定面积（$\geq 135mm^2$），引流盘植入后在盘周围可形成一个和引流盘表面积相应的纤维性储液间隙。房水在压力作用下通过引流管被引流到这一储液间隙，再经其囊壁被动扩散或被毛细血管和淋巴管吸收，眼压因此下降。因此，眼压控制水平取决于纤维性储液间隙的大小及该间隙囊壁对房水排出的阻力大小。

三、常用的现代房水引流装置

目前临床上常用的各类房水引流装置都是在Molleno设计的房水引流装置的基础上改良的本文将对Molten房水引流装置作详细介绍，而其他改良的房水引流装置则只介绍它的改良部分及特点，以便临床医师可根据不同需要合理选择合适的房水引流装置。

（一）Molteno 房水引流装置

经典的Molteno房水引流装置为长引流管单盘型：它由一条外径为0.63mm、内径为0.3mm、长21mm的硅胶引流管与一直径为13mm、面积为135mm²的丙烯酸甲酯引流盘联结组成。引流盘为圆形凹盘与眼球表面弧度一致，两侧各有一带孔小耳，用于缝合固定引流盘。该盘向巩膜面一侧边缘有一隆起的嵴，由于它的存在使得引流盘和巩膜之间形成一腔隙。此后Molteno又先后设计了长管双盘及长管单盘双室引流装置。前者由于增加了一个引流盘，所以降眼压效果优于单盘引流物；后者将一单盘分为一小一大两室，房水先进入前部小室，然后再缓慢流向后部的大室，结果限制了房水排出的速度，减少了术后早期浅前房的发生。

近几年来许多学者为了减少房水引流物植入手术的并发症，提高它的降眼压效果，在Molteno设计的房水引流物基础上改良设计了许多不同房水引流装置，本文将目前临床上应用较多的几类房水引流装置的特点作简要介绍。

（二）Schocket 房水引流装置

该引流装置的特点是通过植入到前房内的引流管将房水引流到和它相联结的巩膜环扎带的腔隙内，以便在眼球的中纬线环扎带周围形成一包裹区，造成房水从此包裹区向眼后部弥散而被吸收。

（三）Hoskins-Drake蝶翼状房水引流装置

它的远端引流盘被改良为蝶翼状，这样一方面增加了房水在眼球筋膜下的引流面积，增强了降眼压效果，另一方面这种蝶翼状设计的引流盘本身具有类似活瓣的作用，当前房压力降低时引流盘的两个翼和巩膜表面贴紧，减少房水引流间隙，使房水引流量减少；当前房压力增加时引流盘两翼伸展使得引流盘和巩膜表面之间的间隙增大，使房水引流量增加。另外，它的引流盘由含钡的硅胶制成，有利于术后用X线检查观察引流盘位置。

（四）Whites青光眼房水分流泵

该引流装置的特点是在引流管和引流盘之间增加了一个特殊的储液池。该储液池入口和出口处各有一单向（离开前房方向）活瓣，它们在特定压力条件下才开放。该储液池的顶是由富有弹性的薄硅胶制成，在扩张条件下可贮存0.4ml房水。由于这一储液池的特殊设计，当患者瞬目活动时通过眼睑对储液池顶部的压迫作用，使储液池压力增高，储液池外口的活瓣开放房水排向远端引流盘。这一引流物的最大特点是可人为通过增加瞬目次数或采用指压法调整房水排出量。

(五) Ahmed青光眼引流阀

该装置采用文丘里系统，提供限制房水外流阻力的单向压力敏感阀门，该阀门在前房压力超过 $1.07 \sim 1.33kPa$（$8 \sim 10mmHg$）时开放，房水以 $2 \sim 3\mu l/min$ 的速度缓慢排向引流盘，可减少术后早期严重的低眼压和浅前房的发生。此外其硅胶弹性引流管可提供抗渗漏的紧密性及充足的引流容量；其引流盘与眼球曲率一致易于在眼外肌之间插入，仅占据赤道部区域的一个象限，有利于减少手术创伤；由于具有较大的表面积（$184mm^2$），增大了巩膜表面包裹形成的表面积，从而能够更有效地降低眼压。

近来新型FP7型硅胶Ahmed青光眼引流阀已应用于临床，与传统S_2型聚丙烯青光眼引流阀相比，其组织相容性较好，厚度更薄，外形呈渐变细窄的形状，引流盘具可弯曲性，并且没有后嵴，因此FP7型青光眼阀更易于植入，更利于切口关闭，利于形成更扁平更薄的滤过泡，术后炎症反应轻微，远期眼压控制良好。

(六) OptiMed青光眼压力调节器

这种房水引流装置由两部分组成，引流管前端由聚甲基丙烯酸甲酯制成，质硬，在术中易于植入前房；引流管后端由硅胶制成，质软，在术中易于调整引流块的位置。该引流装置的最大特点在于和引流管相连的不是引流盘而是一块由聚甲基丙烯酸中酯制成的引流块。

该引流块构造极为特殊，为内部含有180个左右微型孔道的长方形块状物，房水经过这些微型孔道时由于微孔直径的影响使阻力增加，流速减慢，同时这一海绵状结构为房水储存提供了一较大的间隙。所以设计者根据控制微型孔道直径及引流块体积设计了适合各种降眼压要求的引流装置。此外，这种引流装置没有机械性压力活瓣，而是通过改变微孔直径达到活瓣作用使房水引流排出调节成一持续过程，克服了机械性活瓣间歇性开放和关闭的效应。

四、手术适应证

青光眼房水引流物植入手术主要适用于眼压无法控制而尚有一定的视功能且常规滤过性手术成功率低的难治性青光眼，并且随着这一技术的发展及引流装置工艺设计的完善，目前这类手术适应证有扩大趋势，对于新生血管性青光眼、虹膜角膜内皮综合征患者甚至可考虑作为首选术式。

（1）新生血管性青光眼。

（2）无晶状体眼青光眼或人工晶状体植入术后青光眼。

（3）多次滤过手术失败的青光眼。

（4）虹膜角膜内皮综合征。

（5）先天性青光眼或青少年型青光眼。

（6）葡萄膜炎继发青光眼。

（7）角膜移植术后继发青光眼。

（8）外伤性青光眼。

（9）无虹膜或Sturge-Weber综合征继发青光眼。

（10）视网膜或玻璃体手术后继发青光眼。

五、术前准备

（一）全身准备

由于接受这类手术的青光眼患者（例如新生血管性青光眼、葡萄膜炎继发青光眼）可能同时患有糖尿病、高血压、肾病等，所以术前患者的全身准备十分重要，例如：控制血糖、血压等。有葡萄膜炎者术前应给予皮质类固醇激素和非甾体类抗炎药物治疗，有出血倾向者术前数天开始使用止血剂。

（二）眼部准备

注意眼部原发病的治疗，例如眼底血管病变引起的新生血管性青光眼应在术前尽可能行全视网膜激光光凝治疗，并对拟行引流管植入处的虹膜房角组织新生血管行氩激光漂白；葡萄膜炎继发青光眼患者则应加强眼部的抗感染治疗。

由于术中引流管植入时需作前房穿刺，故术中有发生眼压突然下降从而导致晚期青光眼患者出现视力丧失的可能，为此，术前应给予降眼压药物，对晚期青光眼应给予血管扩张剂及视神经损伤拮抗药。

（三）房水引流装置的选择

根据患者病情及引流装置的特点选择合适的引流装置是十分重要的术前准备工作，从患者病情考虑，要注意以下几点：

（1）术后需要控制的眼压水平。

（2）眼部条件应包括术前前房深度，可行引流物植入的位置及可利用的结膜范围。

（3）是否同时需行视网膜脱离复位手术或玻璃体切除手术。

介绍的几类房水引流物根据眼压控制要求均设计有不同眼压控制水平的型号的房水引流装置，临床医师可根据需要进行选择。在这几种房水引流装置中以Hoskins-Drake蝶翼状引流装置的引流盘面积最大由于术中需将该引流装置楦入在两条相邻直肌之下，所以要求可利用的手术区域较大，Schocket房水引流装置由于引流管和视网膜脱离复位术中的硅胶带相连，手术范围大，故用于同时需作视网膜脱离复位或玻璃体手术者最为理想。OptiMed眼压调节器体积最小，适合于可利用手术区很小的病例。Ahmed青光眼减压阀由于特殊的阀门设计术后早期浅前房发生率低，有发生术后浅前房综合征的病例可考虑选择此类引流装置。Whites房水分流泵由于在术后有人工控制眼压的特点，适合于具有高度纤维组织增生的特殊病例。介绍的上述原则仅仅是在可获得各类引流物条件下供选择时参考，事实上临床上有时可获得引流物的种类有限，所以引流物的选择只能酌情而定。

六、手术方法

（一）麻醉

因为手术时需穿刺前房并可能接触虹膜组织，故成人的麻醉应采用球后或球周麻醉联合表面麻醉，儿童则采取基础麻醉。

（二）手术部位

在可选择的条件下手术通常选择在颞下象限，由于可能损伤上斜肌导致假性Brown综合征，因此鼻上象限一般较少选择。但往往由于患者接受多次手术造成结膜及结膜下组织瘢痕化，故可选择的手术区域受到限制，此时只能选择在可利用的象限内，但手术区一定要位于两条相邻的直肌之间。

（三）几种房水引流装置的植入

1.Molteno房水引流装置植入术

（1）结膜瓣的制作：以颞下象限部位手术为例，在5～7倍手术显微镜下，于6：00～9：00方位作以穹隆为基底的结膜瓣，并在结膜下及筋膜下沿巩膜表面向后分离至离角膜缘20mm处。分离暴露下直肌并用斜视钩勾起该肌后，在肌下穿过4-0丝线牵引固定眼球并暴露术野。

（2）引流盘植入：在5倍手术显微镜下用平镊夹持引流盘，另一手用镊掀起结膜和筋膜瓣，将引流盘插入已分离好的筋膜下间隙，使引流盘前缘距角膜缘9～10mm，用8-0丝线穿过引流盘两侧固定孔及浅层巩膜并打结将引流盘固定于巩膜表面。

（3）引流管植入：在7倍手术显微镜下，于引流管对应的角膜缘后方，作6mm宽及8mm长，1/3厚度及长轴与引流管平行的巩膜瓣。采用19～20号锋利的注射针头，在巩膜床前界巩膜瓣下沿虹膜平面作穿刺口进入前房，制成引流管植入通道。一般要求引流管植入前房内的长度为2～3mm，为了确定这一长度可将引流管先摆放在角膜表面，然后从角膜缘测量确定引流管植入前房内所需的长度，接着用组织剪剪断引流管，要求引流管断端斜面向上呈45°的斜口。沿预先穿刺的通道将引流管用无齿镊抓住植入前房内。如果植入过程中发生前房消失，一定要用生理盐水或黏弹剂再形成前房后才将引流管植入。引流管植入前房后应观察该管的位置是否合适（不要与虹膜及角膜内皮接触），管口是否被虹膜组织、血凝块、玻璃体等阻塞。

待引流管植入前房后可采用10（9）-0的尼龙线在原位间断缝合巩膜瓣切口4～6针，位于巩膜瓣后的引流管则采用8（6）-0可吸收缝线作褥式缝合固定于巩膜面。有些病例由于多次手术后，巩膜变薄，不宜作巩膜瓣者也可采用异体巩膜制成6mm×8mm大小的巩膜片，间断缝合固定于引流管上，防止引流管外露。

（4）结膜切缝合：在5倍手术显微镜下，将结膜瓣复位用8-0可吸收缝线原位间断缝合结膜切口2~4针。

（5）在远离手术部位的结膜下注射抗生素及地塞米松，包扎术眼。

2.Schocket房水引流装置植入术

（1）结膜瓣制作：在5倍手术显微镜下，作环角膜缘360°结膜切口，沿结膜及筋膜与巩膜之间向后分离达角膜缘后14mm左右，用缝线牵引各直肌。

（2）硅胶带植入：将硅胶带从四条直肌下穿过，该带的槽面向巩膜面并环绕眼球赤道部一周，两末端留住颞上或鼻上象限，并将两端用6-0丝线间断缝合联结。在直肌之间四个象限内用6-0丝线将硅胶带缝合固定于赤道部巩膜面，使硅胶带前沿离开角膜缘12~14mm。

（3）引流管的植入：在7倍手术显微镜下，于引流管所在的象限作4mm×4mm或4mm×6mm（长轴平行于引流管）1/2巩膜厚度及以角膜缘为基底的巩膜瓣。巩膜瓣剖至角膜缘内1mm，在此处采用23号针沿虹膜平面穿刺进入前房，再沿此通道将房水引流管植入前房内，要求引流管进入前房内2~3mm，断端斜面向上。

（4）巩膜瓣及结膜瓣缝合：在5倍手术显微镜下，采用10-0尼龙线间断缝合巩膜瓣，原位间断缝合筋膜及球结膜切口。

（5）于下穹隆处结膜及筋膜下注射抗生素及皮质类固醇，包扎术眼如果患者为视网膜脱离环扎术后的患者，则可利用原有环扎带固定植入装置，其余手术操作同上。

3.Hoskin-Drake蝶翼状房水引流物植入术

手术操作与Molteno房水引流装置植入术基本相同。

4.Whites青光眼房水分流泵植入术

由于Whiles房水引流装置的特殊构造，故其植入方法同其他引流装置植入有所不同：

（1）结膜瓣制作：在5倍手术显微镜下，作以角膜缘为基底的结膜瓣，切口一般离开角膜缘10~12mm，呈平行角膜缘的弧形切口，周长80°~90°（手术部位的选择原则同Molteno引流装置植入），沿筋膜下向前钝性分离至角膜缘，向后分离至赤道部巩膜。

（2）引流盘的植入：作4mm×6mm（长轴和引流管平行）1/2巩膜厚度及以角膜缘为基底的巩膜瓣巩膜瓣剖至角膜缘后界为止不要进入透明角膜用30号针沿引流管入口向分流泵内注入平衡盐溶液，达到冲洗及排出泵内空气的目的用无齿镊抓住分流泵前部引流盘的两固定翼，将引流盘植入到已分离好的手术部位的筋膜下，使分流泵的后部引流盘保持在眼球赤道部，引流盘前界离开巩膜剖切床后界约2mm用7-0的可吸收缝线采用间断缝合通过引流盘前部固定缘部分巩膜浅层组织缝合固定。

（3）引流管的植入：在7倍手术显微镜下采用23号注射针头在巩膜床角膜缘后界沿虹膜平面方向穿刺进入前房测量需植入的引流管长度后按Molteno引流管植入同样的要求作好引流管断端，用无齿镊抓住引流管断端沿穿刺通道将引流管植入前房检查引流管在前房内的位置、长度是否正确，开口处有无被组织、出血及玻璃体阻塞。通过两侧的固定翼用10-0的尼龙线间断缝合固定引流管于巩膜床上。

（4）巩膜瓣及结膜瓣缝合：巩膜瓣缝合应在5倍手术显微镜下，用10-0尼龙线于原位作间断缝合4~6针。接着用8-0可吸收缝线间断缝合筋膜，最后用8-0可吸收缝线连续缝合球结膜切口。

5.Ahmed青光眼减压阀植入术

Ahmed青光眼减压阀外形和Molteno房水引流装置相似，但引流盘呈纵椭圆形，总面积较Molten引流物的引流盘面积略小手术操作要求和Molteno单盘引流装置植入基本相同。

6.OptiMed青光眼压力调节器植入术

该房水引流装置的引流管为PMMA（聚甲基丙烯酸甲酯）制成的硬管，而引流块面积较以上的任何一种引流物的引流盘面积都小，所以操作略有不同。

（1）结膜瓣制作：可参阅Whites青光眼房水分流泵植入术。

（2）引流块的植入：如果巩膜条件许可，做类似Whites房水分流泵植入术相同的巩膜瓣，如果条件不许可不作巩膜瓣用无齿镊抓住引流块一侧边缘，将引流块沿已分离好的部位的巩膜表面植入到赤道部眼球筋膜囊下，调整引流块的位置，保证前部引流管超过角膜缘后界前3mm，引流管居于巩膜床正中，并和巩膜床长轴平行。采用8-0可吸收缝线经引流块的两翼作间断缝合两针，将引流块固定于巩膜表面。

（3）引流管的植入：在巩膜瓣下，相当于角膜缘后界处采用22号注射针头平行虹膜平面穿刺进入前房，再将引流管沿此穿刺通道植入前房内，由于该引流管为硬管，且平行眼球于表面的弧度，故引流管植入后一定要注意调整它的方向使弧面和眼球表面一致同时，检查进入前房内的引流管的长度是否在2~3mm，有无和虹膜及角膜相贴，管门有无组织、血凝块、玻璃体阻塞如果患者巩膜条件差不宜作巩膜瓣，则在拟植入引流管部位角膜缘后2mm处采用21号注射针先刺入巩膜板层内，然后沿巩膜弧度方向向前穿刺达角膜缘处，接着转成水平方向刺进入前房，然后将引流管沿此隧道植入前房内。

（4）巩膜瓣及结膜切口的缝合：巩膜瓣缝合方法同Whites房水分流泵植入术对未作巩膜瓣的病例，则取异体巩膜制成4mm×6mm大小巩膜片，然后用10-0尼龙线间断缝合覆盖于引流管上，注意异体巩膜瓣长度一定不能超过引流管硬管部分的长度，否则可造成对引流管软管部分的压迫导致房水引流受阻眼球筋膜及结膜作分层缝合，缝合技术同Whites房水分流泵植入术。

七、手术要点

（一）术中联合使用丝裂霉素

引流盘周围结膜过度纤维化以及纤维包裹的形成是引流物植入术失败的主要原因。术中可根据患者年龄、Tenon囊厚度，于拟放置引流盘处巩膜表面以浸有0.25~0.33mg/ml丝裂霉素的棉片处理3~5分钟，之后除去棉片以平衡盐溶液冲洗。由于植管术后早期赤道部引流盘周围房水引流量较低，巩膜表面缺乏房水的冲刷作用，术中应用丝裂霉素则起到抑制成纤维细胞增殖、防止术后早期引流盘周围纤维化的作用，并且丝裂霉素应用于远离角膜缘的赤道部，减少了丝裂霉素相关并发症的发生。

（二）术中必须对引流装置进行灌注冲洗

通过灌注冲洗，一方面可排出引流装置管腔内的气体，另一方面可确保引流装置的活瓣开放。最后通过对引流装置的灌注冲洗可检查引流管腔是否通畅。

（三）引流管植入时所做的前房穿刺口一定要大小合适

一般选用和引流管外径大小一致的穿刺针最为理想，如果穿刺部位较后及穿刺路径较长时，宜选用稍大于引流管外径的穿刺针穿刺，引流管植入口周围一定要密闭，如有房水经植入管周围渗漏应在术中修补渗漏口以便达到水密状态。

（四）联合黏弹剂的使用

难治性青光眼患者术前往往处于长期高眼压状态，药物治疗效果不佳，术中前房穿刺进入前房时，眼压骤降易于导致脉络膜出血等严重并发症。于前房穿刺时注入适量黏弹剂，维持一定前房深度及适当的眼压，便于引流管的植入，并且术后黏弹剂可以在前房内停留3~5天，有利于稳定前房，从而减少术后早期低眼压和浅前房的发生。术中可于颞侧透明角膜作前房穿刺，便于术后根据眼压情况于此穿刺口放出适量黏弹剂以降低眼压。

（五）引流管可吸收缝线结扎法

尽管目前房水引流装置采用单向压力敏感阀门，一定程度上可限制房水的过度引流，但临床应用中其仍无法完全避免低眼压的发生。据此我们采用以8-0可吸收缝线于角膜缘后3~4mm结扎固定引流管于浅层巩膜2针，术后缝线逐渐吸收松解过程中房水引流量缓慢增加，至术后3~4周缝线完全吸收，引流管得以恢复开放时，引流盘周围的纤维包裹囊腔已经形成，对房水外流具有一定阻力，从而减少术后年期浅前房和低眼压的发生。其他类似原理的手术方法还包括有可松解缝线结扎、内部调节缝线法等。

第五节　青光眼虹膜手术

一、周边虹膜切除术

周边虹膜切除术对眼球的损害较轻，手术并发症较滤过性手术少，而且又能基本保持眼球原来的正常房水排出生理功能。因此，对条件适合的瞳孔阻滞性闭角型青光眼是较为理想的一种手术方式，在有激光治疗条件的医院，激光周边虹膜切除术应作为首选方式。

（一）手术原理

周边虹膜切除的目的是在虹膜的周边部，通过手术或激光切除一个小口，使后房水直接通过这个切除口流进前房，从而达到解除因瞳孔阻滞导致的周边虹膜向前隆起阻塞前房角，使原来前房角的排水途径恢复畅通的目的。

（二）手术适应证

1.原发性瞳孔阻滞性闭角型青光眼

（1）原发性急性闭角型青光眼经药物治疗后，眼压恢复正常（停药或用药下），前房角重新开放，或少数未经药物治疗患者，但眼压自行下降至正常水平，前房角重新开放，或存留的前房角粘连闭合少于1/2圆周的患眼。

（2）一只眼曾发生原发性急性闭角型青光眼，对侧眼又具有浅前房和房角窄者。

（3）原发性慢性闭角型青光眼的临床前期、早期，或前房角粘选闭合范围少于1/2圆周，但杯盘比值、视野及房水流畅系数均正常者。

（4）存在发生原发性闭角裾青光眼的高危易感解剖因素–浅前房及前房角窄角 II 度以（Scheie房角分类法）并有青光眼家族史或中央前房轴深在1.5～1.6mm以下，且又没有条件定期随访观察者。

2.原发性非瞳孔阻滞性闭角型青光眼

即虹膜高褶型青光眼其房角粘连闭合少于1/2圆周、杯盘比值、视野及房水流畅系数均正常者。这类型青光眼，可先作周边虹膜切除，术后再滴低浓度的毛果芸香碱缩瞳眼药水。

3.继发性瞳孔阻滞性青光眼

（1）晶状体不完全脱位导致的瞳孔阻滞性青光眼，但又暂时不需要作晶状体摘出者。

（2）白内障囊内摘出手术后的无晶状体眼，由于玻璃体前界膜前移，造成瞳孔阻滞及眼压升高者。

（3）慢性葡萄膜炎所致的虹膜与晶状体或玻璃体粘连，瞳孔闭锁，虹膜膨隆，眼压升高者。

（4）其他周边虹膜切除可作为各种类型的滤过性手术或白内障囊内摘出手术的组成部分。

（三）术前准备

1.术前用药

（1）降低眼压药物的应用：手术前应尽量将眼压控制到正常的水平。对原发性急性闭角型青光眼，眼压较高者，可联合应用高渗脱水剂、碳酸酐酶抑制剂、肾上腺素能β受体阻断药及毛果芸香碱等药物。

（2）抗炎药物的应用：加强眼部抗炎的治疗，以便减轻术后的炎症反应术前2天开始滴皮质类固醇眼药水。

（3）缩瞳药物的应用：术前滴1%～2%的毛果芸香碱眼药水，将瞳孔缩小，以利于术中作周边虹膜切除时能更好地控制虹膜切除的位置及其大小和术中使虹膜容易复位。

（4）抗生素药物的应用：术前48小时开始滴广谱抗生素眼药水，如氯霉素或新霉素眼药水预防术后眼内感染的发生。

2.术前解释工作

（1）要使患者了解到这种手术相对比较安全，手术时间短，痛苦少，使其减少对手术的恐惧心理，更好地配合手术。

（2）要让患者知道，手术的目的只是防止或消除引起房角闭合的瞳孔阻滞因素，不能阻止瞳孔阻滞以外的其他机制所引起的房角闭合或眼压升高，如高褶虹膜综合征或混合性青光眼。因此，部分患者术后仍有发生眼压高的可能，应继续定期复诊。

（四）手术方法

（1）麻醉原则上采用球后麻醉或球周麻醉，但也有采用眼球筋膜囊下麻醉及表面麻醉等方法除个别过于紧张的患者外，一般不作眼轮匝肌麻醉麻醉药物中不宜加入肾上腺素，防止术中瞳孔散大而影响对周边虹膜切除区大小的控制。

（2）开睑及固定眼球开睑器开睑或缝线开睑均可，并用4-0的黑丝线作上直肌牵引缝线固定眼球。

（3）结膜瓣的制作：在5倍手术显微镜下在颞上方或鼻上方位置，作以角膜缘为基底或以穹隆部为基底的小结膜瓣，宽约5mm，切口一般在12：00方位的鼻侧或颞侧位置，以便日后若再作小梁切除滤过性手术时，留下一个没有瘢痕的正常结膜区域以穹隆部为基底的结膜瓣具有角膜缘标志暴露清楚，结膜伤口可烧灼闭合而不需缝合和操作简便等优点，故为大多数手术医师所采用。

（4）角膜缘切口：在10倍手术显微镜下，于角膜缘后界稍前处（角膜缘后界前0.5mm处），用钻石刀或尖的剃须刀片，作与角膜缘平行并垂直于眼球壁的长3mm深达3/4角巩膜厚度的切口用镊子将角膜一侧的板层切口夹住，且向外翻提起，使原切口分开以及让周边的虹膜组织与角膜背离开（也有人使用切口预置缝线代替镊子），避免切开前房时，刀尖刺穿虹膜，引起虹膜脱出困难，然后再切穿余下深层的1/4角巩膜组织进入前房。若内切口过小，则不利于虹膜脱出此时应将刀刃翻转伸入前房，以向上剔切的方法扩大切口，使内、外切口基本一致。膜缘切口位置准确与否十分重要。切口过于偏后，容易损伤虹膜根部或睫状体，引起出血；切口过于向前倾斜，则使虹膜脱出困难和虹膜切除区域偏向中幅而不是在周边部。值得注意的是，一旦切开前房后，操作应格外轻巧迅速，不要对眼球施加不必要的压力，防止房水过早流失，眼球变软，影响虹膜周边部脱出。

（5）虹膜切除在10倍的手术显微镜下进行操作，由于前房和后房之间存在着一定的压力差，所以切开前房后周边虹膜一般容易自行脱出。如果切开前房后周边部虹膜不能自行脱出，可用虹膜恢复器慢慢轻压切口后唇，绝大部分患者的周边部虹膜均可自行脱出。

若极少数患者周边部虹膜脱出确实有困难时，就要仔细寻找原因，并作出相应的处理，以促进周边部虹膜顺利地脱出。经过各种相应的处理，周边部虹膜最终仍不能自行脱出者，则将原切口扩大，用光滑无齿的显微镊子夹住已嵌于切口内的周边虹膜，并拉出切口外。应避免将器械伸入前房；拉虹膜时，不可用力过大，防止造成根部断离及出血。

剪除脱出虹膜时，用显微镊子稍靠前抓住虹膜并将它向后上方提起。如果切口偏前（靠近透明角膜切口），则镊子稍靠后抓住虹膜并且稍向前上方提起。当向上提起适量的虹膜组织并准备剪除之前，应认真地通过透明角膜观察瞳孔缘上移的变化以及上方虹膜存留的宽度，以便保证所剪除的虹膜位置恰好位于基底部，从而避免因为剪除过多虹膜而引起双瞳孔。若虹膜组织上提后，瞳孔缘轻度上移并且存留较宽的虹膜，这就提示脱出的虹膜为周边部虹膜；相反，瞳孔显著上移，甚至看不见中幅部虹膜，表明虹膜脱出太多一经确定所要剪除的虹膜组织位置和大小均适合后，就将该虹膜组织置于虹膜剪刀或显微剪两叶交叉的中点处剪除虹膜时，虹膜剪刀应平行并紧贴角膜切口，切除的范围应是2~2.5mm。大小的等腰宽底三角形为最适合。如果剪除时虹膜组织远离虹膜剪两叶交叉的中点而靠近剪刀的刀尖处，则虹膜组织容易滑脱，致使切口参差不齐。

剪下来的虹膜组织应常规放在纱布上检查，如果未见有特别黑的色素上皮层，或通过同轴光源手术显微镜的后透照法检查没有发现虹膜剪除区出现视网膜红光反射，表示虹膜组织没有全层剪穿，有色素上皮层残留，可在其他部位重新作切口，另作周边虹膜切除；也可以留待术后采用激光将虹膜残留的色素上皮层击穿。

（6）整复虹膜：虹膜切除后如果不能自行复位，可用虹膜回复器，从切口前方的角膜表面向瞳孔方向轻柔按摩，直至瞳孔恢复到正常圆的状态及虹膜周边切除口出现。也可以用细而钝的冲洗针头恰好放在切口内侧边缘上（绝对不能伸入前房或位于周切口区域），将平衡盐液缓慢冲洗，促使瞳孔回复正常位置。或用冲洗针头或斜视钩的弯曲部压在切口表面，使切口的内缘张开，嵌顿的虹膜组织松脱，再用该钩的圆头端在角膜表面向瞳孔方向按摩。

（7）切口缝合：用10-0的尼龙线间断缝合角膜缘切口一针，进针深度为切口的3/4厚度然后拉紧和结扎缝线，并将线结埋藏于组织中在结扎缝线时，松紧度应适合，过松会造成切口漏水反之，过紧的结扎会造成散光，引起术后视力下降以角膜缘为基底的结膜瓣可用7-0丝线连续缝合球结膜；穹隆为基底的结膜瓣用8-0可吸收缝线缝合球结膜或直接用球结膜烧灼闭合法，但结膜必须覆盖住角膜缘切口。

（8）周边虹膜切除术的改良：其形式是经透明角膜作切口，即在角膜缘前界之前约1mm（相当于角膜缘血管网前缘）处，采用钻石刀或显微刀切开前房。其手术步骤与有结膜瓣的角膜缘切口的操作方法相似这种改良形式必须作预置缝线，否则虹膜脱出将发生困难。经透明角膜作切口的周边虹膜切除术，其优点是没有损伤球结膜，这有利于日后若作滤过性手术时，滤过泡没有受到结膜瘢痕组织影响。但不足之处是，由于切口过于偏前，容易造成虹膜自行脱出困难。

（五）术后处理

手术结束后，在6：00方位球结膜下或球周注射妥布霉素2万U加地塞米松2mg，用抗生素眼药膏包眼和加保护罩。不需要限制患者正常的活动。术后第一天检查，如果虹膜切除口通畅，周边前房加深，眼压正常者，可酌情滴去氧肾上腺素或托吡卡胺等作用时间较短的散瞳眼药水以便防止虹膜后粘连，同时也可以作为检验是否存在高褶虹膜综合征的一种激发试验。并用抗生素–皮质类固醇眼药水持续每日4次，滴眼约2周术后应经常定期追踪观察眼压变化，特别是对术前已有部分房角粘连的原发性慢性闭角型青光眼或手术后周边前房没有明显加深、房角没有增宽眼更应注意。因为许多作者发现少数患者，周边虹膜切除术后房角仍有继续发生粘连及眼压进一步升高的可能，这种情况通常见于具有混合发病机制的原发性慢性闭角型青光眼。术后如果需要行房角检查，最佳时间为术后第2周。

（六）手术并发症及处理

1.术中并发症

（1）前房积血：造成这种情况的原因多见于作角膜缘切开时切口偏后损伤了睫状体；虹膜不能自行脱出，用镊子伸入切口内抓拉虹膜时撕裂虹膜根部；或虹膜有新生血管形成等情况。前房内少量积血不必作特殊处理，多数几天内能自行吸收，极少数积血较多者，应作前房冲洗，以免发生继发性眼压升高和炎症反应加重对虹膜有新生血管形成者，可用有绝缘及能电凝止血的虹膜剪刀剪除虹膜，从而达到预防出血的目的。

（2）虹膜脱出困难，常见有以下六种原因：

①眼压过低：由于术前用降眼压的药物或术中对眼球的过度加压按摩或切开前房后房水过早流失等造成眼压过低及眼球变软。处理的方法是用镊子抓住切口的后唇并向后下方加压使创口哆开，或借助切口上的预置缝线张开切口，同时用虹膜镊子直接夹出卡在切口内缘上的虹膜组织，但要轻巧并严格控制进入深度。

②切口位置选择不适当：切口偏后则靠近睫状体。这种切口位置不但造成周边虹膜脱出困难，还容易引起出血。如果遇到这种情况，应该在切口两侧边缘向前扩大内切口，用光滑无齿显微镊子抓住并拉出嵌入创口内的周边虹膜组织予以切除。切口位置若过于偏前，则在前房切开后，房水就先缓慢地流出而造成周边虹膜难以脱出。处理方法是借助预置缝线，使切口哆开，再将嵌于切口中的虹膜拉出切口外切除。

③切口过小：凡是切口的内口小于2.5mm，都会造成虹膜脱出困难。此时可用刀片将切口两端扩大至3mm。

④切穿虹膜：作切口时虹膜被穿破后，后房水直接从破口流入前房，使前后房压力差下降或消失，后房没有足够压力推动虹膜脱出。处理的办法是，扩大切口用光滑的无齿镊将周边虹膜拉出切口外切除。

⑤周边虹膜前粘连：处理的方法是用虹膜回复器伸入前房将粘连的虹膜作局限分离。

分离时应注意防止后弹力膜撕脱。

⑥虹膜与晶状体或玻璃体后粘连：如切开前房后虹膜周边部不能自行脱出，通常是扩大切口，再用光滑的虹膜镊将周边虹膜拉出切口外切除。

（3）晶状体损伤：手术操作时损伤晶状体或使晶状体悬韧带断裂致晶状体不完全脱位。造成这种并发症是当虹膜脱出困难而用有齿镊子伸入前房抓拉虹膜时所致；或是周边虹膜剪除后，用虹膜恢复器或冲洗针头进入前房整复虹膜时不慎损伤晶状体。

2.术后并发症

（1）术后眼压升高：周边虹膜切除术后眼压升高的常见原因有以下几种：

①虹膜切除口没有完全穿透：原因有下面两种，其一是手术时虹膜没有完全剪穿，残留色素上皮层；其二是切口被血块阻塞，这种虹膜切除区不通畅所引起的高眼压，多数为暂时性。前者应用激光将残留的色素上皮层击穿，后者多数能自行吸收，若确实不能吸收再用激光将血块击碎。

②高褶虹膜综合征：这种综合征属于非瞳孔阻滞性闭角型青光眼的范畴。这是由于周边虹膜切除术后包眼或滴散瞳药物，使瞳孔散大，虹膜堆聚引起房角阻塞，房水外流受阻，眼压升高。关于这种综合征的治疗，有条件的医院可作激光周边虹膜成形术；若没有激光设备，可以在周边虹膜切除术后的基础上长期滴毛果芸香碱缩瞳药水。

③混合性青光眼：即原发性开角型青光眼和原发性闭角型青光眼同时存在，对这种情况，可根据病情选用药物或作滤过性手术治疗。

④睫状环阻滞性青光眼：又称恶性青光眼，周边虹膜切除术后导致睫状环阻塞性青光眼的发生率极少。其治疗方法详见本章有关内容。

⑤残余性青光眼：这种情况是由于周边虹膜切除术前房角粘连闭合的范围可超过1/2圆周或小于1/2圆周。可根据病情分别选用药物治疗或滤过性手术。

⑥误诊：将房角较窄的原发性开角型青光眼或青光眼睫状体综合征误诊为原发性闭角型青光眼，而行周边虹膜切除。

（2）前房积血：前房积血的发生率为3%～5%，这些患者是指术后第一天发现的前房积血，积血通常在2～5天内自行吸收。

（3）切口漏水：周边虹膜切除术后伤口漏水的眼部表现包括眼压过低、小滤过泡形成或前房变浅若作角膜切口者，将2%的荧光素滴入结膜囊后，可见伤口表面的荧光素被房水冲流分开的现象。造成伤口漏水的原因包括切口不整齐、缝合不良、虹膜嵌顿在伤口中或术后眼压过高伤口重新裂开。对切口漏水者，如果眼压过低，应尽早处理，防止长期的低眼压影响眼内组织的代谢，导致白内障和黄斑水肿发生漏水的治疗方法是重行缝合角巩缘切口。

（4）瞳孔变形：瞳孔呈梨形，向虹膜周边切除口方向移位。其原因是术中没有完全将虹膜恢复正常，造成切口周边的虹膜嵌顿于巩膜切口中通常不作特殊处理。

（5）眼内感染：这种并发症发生率很低，治疗原则与其他眼内感染相似。

（6）白内障的发生和发展：目前对周边虹膜切除术导致白内障的发生和发展问题，仍有不同看法。曾有几项研究指出，原发性闭角型青光眼，周边虹膜切除一段时间后，晶状体发生不同程度混浊，其中1/3的患者需要对白内障进行治疗。

（7）角膜散光：角膜缘切口的缝线结扎过紧是引起角膜散光的根本原因。多数患者于1~2个月内能逐渐恢复，若散光度数过大又不能恢复可采用激光断线或将缝线拆除。

（七）手术要点及注意事项

（1）角膜缘切口处必须充分分离和止血，角膜缘后界解剖标志辨认清楚是手术成功的关键。

（2）周边虹膜切除术尽可能在角膜缘作切口，因其较在透明的角膜内作切口的并发症少。手术切口偏向鼻上侧或颞上侧，球结膜瓣不超过12：00方位中线，就可以避免以后再作小梁切除时，滤过泡易形成瘢痕。

（3）角膜切口位置应准确并保持与眼球壁垂直。切口越倾斜，虹膜脱出越困难且虹膜切除后复位也较困难。

（4）对青光眼急性发作并伴有虹膜萎缩的患眼，周边虹膜切除应选择在没有发生萎缩的位置，因为萎缩的虹膜区弹性较差，虹膜切除后往往不容易复位。此外，若瞳孔散大，周边虹膜切除困难，则改作节段虹膜切除。

（5）手术过程中若虹膜脱出困难，应仔细检查原因，严禁一切手术器械进入前房，特别是周边虹膜已经切除后更应该避免，以防止损伤晶状体及睫状体。

（6）术后应迅速形成前房，若手术结束时前房仍未恢复，应认真检查原因。眼压低者，创口加固缝线并以平衡盐溶液重建前房；眼压高者，则应怀疑是否存在恶性青光眼或脉络膜渗漏与出血。

二、节段虹膜切除术

此手术适应证基本上同周边虹膜切除术，但对虹膜后粘连较严重，或急性闭角型青光眼充血发作，瞳孔极度散大且强直，作周边虹膜切除有困难时，则可改行节段虹膜切除。手术方法基本上同周边虹膜切除术，但角膜缘切口应大些。

第六节 前房角手术

一、前房角切开术

（一）手术原理

前房角切开术由Barkan（1938）设计，又称内路小梁切开术。手术设计是基于婴幼儿青光眼的房角组织学检查以及房角镜检查的解剖分类情况。在胚胎5~6个月时，虹膜基本成形，但它附着于房角的位置较成人偏前。在胚胎9个月时，虹膜根部位于Schlemm管后的后部小梁上。出生后的最初几年，虹膜根部继续往后移。虹膜根部这种进行性向后移位使前房角间质组织变稀疏、萎缩、重新排列，而不是引起组织裂开。因此婴儿的前房角与成人不同，其虹膜附着和虹膜基质与葡萄膜小梁有较广泛的接触。用房角镜及病理切片检查观察到先天性青光眼患者自前房角的前境界线开始有一层中胚叶组织构成的半透明的作穿透膜（又称Barkan膜）覆盖于小梁表面。该膜止于巩膜嵴，延伸至虹膜周边部，因而阻碍房水的正常循环，导致眼压升高。本手术的原理是在房角处切开一个通道，使房水流入Schlemm管，将靠近Schwalbe线的小梁网前面的残存中胚叶组织膜切开，使虹膜后退，并解除睫状体纵向肌对小梁纤维的牵拉，减少对小梁的压力，增加房水排出而降低眼压。

（二）手术适应证

主要适用于先天性青光眼患儿，尤其是前房角发育为单纯性小梁发育不良且角膜仍较透明者。也有报道前房角切开术用于治疗原发性或继发性儿童期青光眼及用于预防先天性无虹膜继发青光眼。对于年龄较大之儿童，角膜直径超过14mm，角膜已明显混浊者不宜作此手术；出生后角膜即为白色混浊的患者不能进行此手术，原因是这种患儿的Schlemm管可能缺乏或已萎陷，况且角膜不透明，手术刀刺入前房后不能准确在前房角内进行操作，故手术难以成功。

（三）术前准备

（1）术前需行全面的儿科检查，以排除由于全身的综合征并发先天性或发育性青光眼。

（2）术前需在麻醉或镇静下行全面的眼科检查，包括眼压、角膜直径、前房、虹膜及瞳孔形态、晶状体透明程度及位置、眼底情况、眼轴等。

（3）患儿要在全身麻醉加局部麻醉下手术。

（4）为准确了解术前患眼的眼压，所有患儿在手术前，应在服用水合氯醛或在基础麻醉下测量眼压。

除氯胺酮外，几乎所有的全麻药物均能降低眼压，麻醉越深，眼压越低，甚至可下降$10 \sim 20mmHg$，所以当婴儿刚进入麻醉时要立即测量眼压，以免出现假阴性的眼压结果。相反，如果麻醉较浅，由于患儿处于麻醉兴奋期，会造成假性眼压升高。

（5）全麻用药时不要加用肌肉松弛药，如琥珀酰胆碱等，以免引起眼外肌收缩，造成假性眼压升高。

（6）氯胺酮可引起轻度眼压升高，所以在氯胺酮麻醉下测量的眼压正常，则提示没有高眼压，但使用时要注意氯胺酮有引起呼吸暂停的危险，必须予以预防。

（7）要征得患儿家长的理解，了解手术的必要性，解除对手术的恐惧心理且不可延误手术时机在基础麻醉下首先应检查眼压、角膜直径、房角及眼底C/D比率，一旦检查清楚，诊断明确，即行手术，免致重复麻醉可能发生的意外。

（8）术前用药

①术前用抗生素眼液点眼，预防感染。

②如角膜上皮水肿，可滴消毒甘油数次或将角膜上皮刮去。

③如瞳孔较大，术前可用1%毛果芸香碱缩瞳，以防止术中角膜切开刀损伤晶状体。

④降低眼压，使角膜变清晰，便于手术，常用的药物有：1%毛果芸香碱眼药水滴眼，每6小时1次；1%布林佐胺眼液滴眼，每8~12小时1次；口服乙酰唑胺5~10mg/（kg·d），每6小时一次，此剂量对婴儿是完全可耐受的；加强止血剂的应用，如维生素K、卡巴克络、6-氨基己酸等，术前可用血凝酶或邦亭（白眉蛇毒凝血酶）0.3~1.0kU肌内注射；由于低浓度的噻吗洛尔滴眼液可引起婴幼儿明显的全身不良反应（有报告可引起新生儿呼吸暂停），故先天性青光眼（尤其1岁之内的婴幼儿）要慎用噻吗洛尔滴眼液。

（四）手术方法

1.固定眼球

应将患儿头部向手术者的相反位置转45°，助手用有齿镊在球结膜上固定上、下直肌止端，或用牵引缝线固定患眼处于手术位置。对睑裂过小者，可暂时切开外眦。

2.放置前房角镜

供手术用的前房角镜有Wrost和Barkan前房角镜[图8-2（1）、（2）]。将前房角镜置于角膜偏鼻侧部分，用手指或角膜镊固定，暴露颞侧部分角膜，以便进刀[图8-2（3）]。

3.进刀

在手术显微镜下进行，房角切开刀在颞侧角膜缘内1~2mm处斜行刺进前房后，手术刀与虹膜面平行越过瞳孔至对侧房角[图8-2（4）]，注意入刀后勿让房水流失，或用特制的房角刀，其刀柄中空，带有注水管，可以随时补充平衡盐溶液，维持前房深度。如术中房水流失，可在前房注入黏弹剂维持前房。

4.切开

将手术显微镜放大倍率调整为10~16倍，在前房角镜下看清房角结构后，用刀尖对准并紧靠Schwalbe线下面的小梁网慢慢切开60°范围的组织[图8-2（5）、（6）]，继而反转刀刃（有双刀刃的Swan房角切开刀则不需反转）切开相反方向的60°小梁组织，第一次房角切开从颞侧进刀切开鼻侧120°小梁网，第二次房角切开则从鼻侧进刀切开颞侧120°小梁网。

5.退刀

切开房角后，在房角镜下可见到一条白色的细的小梁组织分离线，此时如见到周边虹膜后退，街角隐窝加深，即可退刀。退刀时刀要平稳而迅速退出，刀刃要与虹膜面平行以便避免触及晶状体刀退出前房后房水流出，前房变浅，此时可用一扁头冲洗针注入平衡盐溶液以恢复正常前房深度，如有前房积血或前房注入黏弹剂者则应同时用平衡盐溶液将前房血液或黏弹剂冲洗干净，继而轻轻按摩角膜切口令其自行闭合，一般不必缝合但如果闭合不佳，房水仍不断外渗，则可用10-0尼龙线缝合1针。

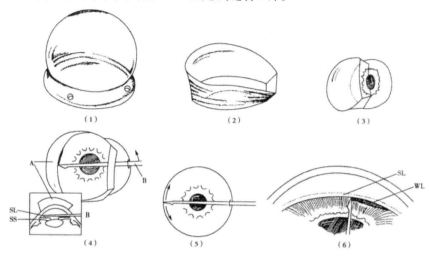

图8-2 前房角切开术

A.手术用前房角镜；B.前房角切开刀；SL：前境界线；

SS：后境界线；WL：前部小梁网内白色切开线

（五）改良手术方法

1.改良式房角切开术

手术方法是用一连接空心管的刀，其后端经胶管连接盛平衡盐溶液的注射器。刀的斜面向下，在进入前房时助手注入平衡盐溶液以保持前房正常深浅，当刀进入到对侧房角后，放上Swan-Jacob前房角镜，同时注入少许平衡盐溶液使前房稍变深，然后作房角切开，在保持前房稍深的情况下缓慢退刀，其余步骤与前述的传统前房角切开术相同。但此法操作较简便，随时保持前房深度，并有减少出血及眼内组织损伤等优点。

2.Fernander改良术

本法适用于角膜水肿看不清前房角的病例，先在角膜缘处做1.5～2mm切口直接进入前房，助手拉开切口边缘，术者在直视下将房角切开刀对准小梁，切开Schwalbe线下方的小梁手术并发症包括虹膜根部断离、小范围睫状体脱离、术后出血及小范围周边前粘连等。

3.前房角穿刺术

本手术主要用于标准房角切开术失败的患儿。术中先用生理盐水注入近下方角膜缘的眼球筋膜囊下以形成一个透明的筋膜囊泡泡，接着用Scheie刀经角膜缘进入前房并斜向下方前房角，用刀尖刺破小梁网和角膜缘组织直至眼球筋膜下可见刀尖，然后退刀，形成前房。

4.小梁分离术

这一改良手术是用房角切开刀的平坦面将小梁网从巩膜嵴刮下，这一方法对合并炎症的青光眼尤为有用，可能是这些病例的小梁组织脆弱易刮脱。组织学检查表明这一手术能在前房和Schlemm管之间直接建立通道。

（六）术后处理

术毕，局部应用抗生素眼药膏，加上保护眼罩，患儿的头部应转向小梁分离区对侧，使房角切开的部位于患眼的上方，以便有少量前房积血时，可引流到对侧房角而不致堆积在手术区引起虹膜前粘连。前房积血通常作3天内自行吸收。为了扩张房角切口，术后数日宜用强效缩瞳剂；为了防止小梁分离的切口发生粘连，术后早期可局部应用皮质类固醇治疗。

（七）手术并发症及处理

1.房角切口位置错误

如切口位置偏后，会伤及睫状体及虹膜动脉大环并引起严重的眼内出血，以及引起虹膜根部离断和睫状体分离。如伤及晶状体会导致白内障。若穿破巩膜就有可能出血及纤维增殖而致手术失败。如前房角切开的切口偏前到Schwalbe线则无降压效果。因此应在较大放大倍率的手术显微镜下看清房角结构方可切开小梁网。

2.术中前房变浅或消失

这一并发症往往是过度牵拉眼球，切开刀挤压角膜使刀口哆开或由于灌注前房不足所致，此时应暂停手术操作，立即退刀，前房注入黏弹剂，恢复前房后再进行下一步的操作，以免损伤眼内组织。

3.前房积血

术后由于低眼压而发生微量的前房积血通常是难以避免的，许多学者均认为是有益的体征，表明切口位置正确，这种少量积血可自行吸收，术毕向前房注入气泡或黏弹剂可减少出血和粘连。

（八）手术要点和注意事项

（1）至少要保持房角切开AI的4/5留在前房，仅刀尖部（刀的1/5）切入小梁组织内，以免过深刺穿巩膜。

（2）切开前房角时不应有抵抗感，如果刀锋切开组织时有手触摸栅栏的感觉，则表示切口过深。

（3）要在手术显微镜直视下操作，观察前房角时显微镜放大倍率要足够大，要能看清及看准切口位置，切在紧靠Schwalbe线以下的小梁网上。

（4）术中要保持前房深度，防止房水从刀口外溢，否则手术难于进行，可选用Swan房角切开刀，这种刀的刀柄薄、直、呈箭杆样，越近柄部越粗，可防止术中前房消失。另外可在前房注入黏弹剂，保持在深前房状态下进行前房角切开手术。术毕仍保留少许黏弹剂在房角切口处以维持前房角的张开，减少粘连和出血。

（九）手术转归

对于先天性青光眼（或婴幼儿型青光眼），房角切开术的手术成功率为33%～94%，绝大部分手术成功率在72%~94%。有报道指出，对于眼科医师来说，房角切开术的手术成功率为53%。对于生后1个月之前或1年以后才诊断的青光眼，房角切开术的效果不佳。另外，房角切开术的成功率很大程度上取决于青光眼的类型（表9-1）。

表9-1 房角切开术的预后

术前诊断	手术预后
原发性先天性开角型青光眼	预后好（成功率＞75%）
青少年型开角型青光眼	
青光眼并发前葡萄膜炎	
青光眼合并Rubinstein-Taybi综合征	
青光眼合并先天性风疹综合征	
先天性无虹膜合并青光眼	
青光眼合并Axenfeld异常	预后尚可（成功率约50%）
青光眼合并Lowe综合征	
新生儿先天性青光眼	
青光眼合并Sturge Weber综合征	预后不佳（成功率＜25%）
青光眼合并先天性毛细血管扩张症	
获得性无虹膜青光眼	
青光眼合并虹膜发育不良	
神经纤维瘤病继发青光眼	
青光眼合并虹膜角膜发育不良及色素膜外翻	
先天性白内障术后继发开角型青光眼	

二、小梁切开术

小梁切开术又称外路小梁切开术。它同房角切开术用来治疗婴幼儿型先天性青光眼，尤其是房角呈现单纯小梁发育不良型者，有良好效果，成功率高达90%，是婴幼儿期各种抗青光眼手术中疗效最佳的小梁切开术，与房角切开术的疗效相当，但小梁切开术对病情严重、角膜混浊看不清房角及较大的婴幼儿可取得更好的效果。由于在操作方面有相当部分和常规的小梁切除术相似，又不需要房角切开术所应用的特殊前房角镜，所以近年来眼科医师乐于采用。

（一）手术原理

手术的原理是从外路切开小梁网和Schlemm管内壁，在前房和Schlemm管之间建立直接通道，以利房水排出。

（二）手术适应证

（1）房角具有单纯性小梁发育不良的婴幼儿或青少年型先天性青光眼。

（2）有角膜水肿、角膜瘢痕混浊，仍能窥清前房的先天性青光眼。

（3）两次房角切开术失败的先天性青光眼（指具有房角单纯性发育不良者）。

（三）术前准备

与房角切开术相同。

（四）手术方法

小梁切开术按照手术材料不同，分为两种基本类型：其一用小梁切开刀完成，另一种用韧性较高的缝线完成。小梁切开刀的优点在于只需一个切口即可完成手术步骤，其缺点在于小梁切开刀的弧度和长度是固定的，不能满足所有手术者的需求。尼龙线或聚丙烯线可穿入Schlemm管内，小梁切开的范围可根据需要而决定，其缺点在于需控制缝线的两端，需要2个手术切口，或全周360°穿入缝线，使缝线从同一个切口出入。

手术需在手术显微镜下进行。

1.标准小梁切开术（用小梁切开刀完成）

（1）开睑：开睑器或缝线开睑，睑裂较小者可作外眦切开。

（2）固定眼球：作上直肌牵引缝线固定眼球。

（3）作结膜瓣小梁切开术的结膜瓣有两种：以角膜缘为基底或以穹隆部为基底，如果为单纯小梁切开，术中不放置抗代谢药物者一般行穹隆部为基底结膜瓣，其操作简单，术野暴露清楚，如术中需放置抗代谢药物一般选择以角膜缘为基底结膜瓣。

①穹隆部为基底结膜瓣：在5倍手术显微镜下，于上方角膜缘11点～1点方位剪开球结膜，11点行放射状剪开，向后方和两侧分离球结膜下组织，然后在巩膜面用烧灼器充分止血。

②角膜缘为基底结膜瓣：在5倍手术显微镜下，于上方角膜缘后8～9mm平行角膜缘剪开球结膜及眼球筋膜囊，长8～10mm，用剪刀沿着巩膜面向前分离直至角膜缘，结膜瓣约为10mm×10mm，然后在巩膜面用烧灼器充分止血。

（4）作巩膜瓣：在10倍手术显微镜下，于12：00方位作以角膜缘为基底的长方形或三角形的巩膜瓣，大小为3mm×3mm，瓣的厚度为3/4巩膜厚度，然后向前分离进入透明角膜1～1.5mm以助识别角膜缘的解剖境界，术中一旦估计难以成功时也可临时改作小梁切除术。

（5）Schlemm管定位：本手术步骤应在16～25倍手术显微镜下进行。

①巩膜切口：在巩膜瓣下，于角膜缘间蓝灰色移行带中间作一垂直于角膜缘的角巩膜板层切口，使切口分别向前及向后各切开1mm，缓慢地加深切口，并把巩膜纤维向切口两旁推移，细心寻找深层的黑色点，此即为Schlemm管的断端。如在黑点处有少量房水或淡

的血水渗出，则表示Schlemm管外壁已被切开。

②Schlemm管定位：用一条5-0尼龙线（其尖端修成斜面），或用小梁切开刀，轻轻将5-0尼龙线或小梁切开刀插入Schlemm管的切口两断端，如定位准确，则尼龙线或小梁切开刀会容易地沿着Schlemm管管径徐徐插入。此时，可用房角镜检查证实尼龙线是否在管内或将尼龙线暴露部分向前后弯，注意放松时该线是否回复到与管平行的位置，如果未回复到此位置则提示尼龙线可能进入到前房或睫状体上腔。

（6）Schlemm管切开：当确定Schlemm管后，拔出插入管内的尼龙线或小梁切开刀，用显微小梁剪分别沿Schlemm断口的左右两端剪开Schlemm管1mm。

（7）小梁切开：在5倍手术显微镜下操作，要用特制的Harms或Mcpherson小梁切开刀，这种小梁切开刀，每套有两把，分别作左、右切开用。该刀有两刃，两刃间距离为1mm，长10mm，直径为0.2mm，一刃插入管内作切开小梁用，另一刃在管外作为操刀时起引导作用。先把小梁切开刀的一刃插入Schlemm管内，沿角膜缘方向徐徐推进9~10mm，如有碰到管内瓣膜的轻阻力感时，继而旋转刀柄转向前房方向并平行虹膜面，在虹膜与角膜之间操刀切开Schlemm管内壁和小梁网，最后小心撤刀。更换另一小梁切开刀以同法切开另一端的Schlemm管内壁和小梁网（共切开120°）。

（8）缝合巩膜瓣：用10-0尼龙线间断缝合巩膜瓣4针（长方形巩膜瓣）或3针（三角形巩膜瓣），角巩膜的放射状切口可不缝合（除非切口过长过深）。

（9）结膜瓣缝合：以角膜缘为基底结膜瓣可用8-0可吸收缝线（或5-0丝线）连续缝合，以穹隆部为基底结膜瓣则作间断缝合。

2.360°缝线小梁切开术

（1）开睑：开睑器或缝线开睑，睑裂较小者可作外眦切开。

（2）固定眼球：作上直肌牵引缝线固定眼球。

（3）作结膜瓣：与标准小梁切开术相同。

（4）作巩膜瓣：与标准小梁切开术相同。

（5）Schlemm管定位：与标准小梁切开术相同。

（6）Schlemm管穿入缝线：准备一段长65~80mm的6-0聚丙烯缝线，将缝线缓慢插入Schlemm管切口断端，房角镜下观察缝线插入的位置（在房角镜下，可见到蓝色的聚丙烯缝线位于Schlemm管内，但角膜混浊非常严重者难于观察）。

若缝线位置确切，但插入有困难，可在前房内注入少许黏弹剂后，沿着Schlemm管继续插入缝线，至缝线从原切口穿出。若360°插入缝线有困难，也可从Schlemm管切口的两个断端分别插入两根缝线，下方再作一Schlemm管切口，使两根缝线从下方切口穿出。

（7）Schlemm管钝性分开：当缝线以360°插入Sehlemm管内，缝线两个断端都在同一个Schlemm管的切口内穿入和穿出，在10点方位近角膜缘透明角膜前房穿刺口，前房内注入缩瞳药和黏弹剂，用镊子夹紧缝线的两端，从向心方向拉紧缝线，使缝线穿出Sch-lemm管壁进入前房。

（8）取出缝线：关闭切口同标准小梁切开术。

3.小梁切开与小梁切除联合手术

一般认为房角切开术和小梁切除术对单纯小梁网发育不良的先天性青光眼效果较好，成功率可达90%，而对于小梁和周边虹膜发育不良或小梁、角膜、虹膜发育不良的病例，成功率却只有30%。对角膜直径大于14mm，角膜混浊、角膜缘异常增宽、Schlemm管萎缩者，单纯小梁切开术不能控制眼压者，可行小梁切开联合小梁切除术。

手术时先行小梁切开术，完成标准小梁切开术手术步骤（1）～（7）后于Schlemm管剪开之两断端向角膜缘剪开，剪下2mm×2mm包括小梁在内的角巩膜组织，继作周边虹膜切除。再完成巩膜瓣缝合（可以缝合可调整缝线），结膜瓣缝合。也可以在小梁切开之前，于结膜瓣或巩膜瓣下放置丝裂霉素、高三尖杉酯碱或氟尿嘧啶棉片（见小梁切除术），以利术后滤过泡形成。

（五）术后处理

与房角切开术的处理相同。

小梁切开术和房角切开术的患儿术后4～6周均应在基础麻醉或镇静下复查眼压、角膜直径、房角改变和眼底C/D比率等。若病情控制，可在2个月后再复查，以后每3～4个月复查1次，第2年复查2次，第3年后每年复查1次.如果复查发现眼压升高至18mmHg以上，伴有角膜水肿或者角膜直径增大，C/U增大则提示需要改换位置并及时再作小梁切开术。

（六）手术并发症及处理

1.前房积血

同房角切开术。

2.虹膜根部断离

由于小梁切开刀未正确插入Schlemm管内，而在切开小梁进入前房时刀尖向后把虹膜卷缠，使虹膜根部撕裂。所以在切开小梁时要密切注意有无虹膜随着刀切开时出现移动现象。如有虹膜移动则提不切开刀缠住虹膜，会发生虹膜根部断离，此时需退回切开刀，调整方向重新插入操作。虹膜根部的断离会引起前房大出血及继发性青光眼，如果眼压正常出血不多可等待出血自然吸收；如眼压升高，不能用药物控制则须作前房穿刺排出积血。

3.形成假道

如未确认Schlemm管即进刀，可形成假道，靠后假道进入睫状体上腔，引起睫状体分离，可发生前房积血。

4.角膜后弹力膜撕脱

因切开刀靠前进入角膜产生假道所致，此时可见和胶变形、塌陷，角膜板层间出现小气泡，应及时退回切开刀，重新再插入。

5.晶状体损伤

当小梁切开刀旋转进入前房时，若刀的偏转方向太后则可损伤晶状体。

6.结膜滤过泡形成

10%病例术后可出现滤过泡。这可能是由于巩膜瓣缝合复位不牢所致，有人认为这也许有利于眼压的下降。

7.巩膜葡萄肿形成

因巩膜瓣缝合不牢，术后眼压仍然高可形成巩膜葡萄肿。

8.Schlemm管定位困难

角膜直径＞14mm的病例Schlemm管较难定位。在病情严重的病例，由于角膜缘异常增宽，巩膜变薄，Schlemm管畸形、萎陷，则定位更难。如不能定位，可临时改行小梁切除术。

（七）手术要点和注意事项

（1）先天青光眼眼球扩大，眼球壁比正常者薄，因此作巩膜瓣时应谨慎、小心剖切，避免穿破巩膜瓣。

（2）巩膜瓣的厚度要比小梁切除术的巩膜瓣厚，这有助于更好识别巩膜瓣下角膜缘的解剖结构，但剖切巩膜瓣时注意勿穿破原已较薄的角巩膜环带。

（3）Schlemm管定位是手术成功的关键步骤，需用较大倍率的手术显微镜，除上述刀法外，尚有三种方法有助于Schlemm管定位。

①白色巩膜与半透明灰蓝色区之间的交界为巩膜嵴，Schlemm管恰在巩膜嵴之前。

②剖切巩膜瓣后，在巩膜瓣床面上睫状前静脉穿透支的最前一支渗血点恰在Schlemm管之前。

③术中作巩膜放射状切口后，作前房穿刺，时见Schlemm管充血或断端有淡血水渗出。

（4）小梁切开刀向前房方向旋转时，有轻阻力是正常的，若遇到较大阻力则表明离前房太远可能误捕到巩膜组织内，此时需退刀后重新进刀。

（5）术中如不能确定Schlemm管，则改行小梁切除术。

（八）手术转归

对于原发性左天性青光眼（或婴幼儿型青光眼），小梁切开术的成功率在40%～100%，绝大部分在70%～90%。对于刚出生至1岁的婴幼儿，小梁切开术疗效很好。360°缝线小梁切开术的手术成功率与标准小梁切开术相当。有研究发现，360°缝线小梁切开术的手术成功率和视力恢复程度优于房角切开术。对于较严重的原发性先天性青光眼（或婴幼儿型青光眼），小梁切开联合小梁切除及术中应用抗代谢药物的手术成功率较单纯小梁切开术高。

对于婴幼儿期发生的青光眼合并其他眼部或全身先天异常（如无虹膜、Axenleld-Rieger综合征和Struge-Weber综合征等），标准小梁切开术的手术成功率较原发性先天性青光眼低，360°缝线小梁切开术并不能增加手术成功率。对这些患者可行标准小梁切除术。

三、房角粘连分离术

（一）手术原理

1957年Shaffer首先提出术中应用房角镜观察周边虹膜前粘连情况，以评价手术房角粘连分离术的疗效，并首次描述了应用睫状体分离铲进行房角粘连分离术。1984年Campbell描述了前房用黏弹剂维持后，在房角镜直视下应用注水铲进行房角粘连分离术。Shingle - ton报道了15例患者应用这一手术操作后成功减少了房角粘连，且眼压控制良好。

近年来，房角粘连分离术得到进一步的改良，部分作者将房角粘连分离联合超声乳化白内障吸出术用于治疗原发性闭角型青光眼。在原发性慢性闭角型青光眼中，房角粘连分离术可联合激光周边虹膜切除术、激光周边虹膜成形术、超声乳化白内障吸出联合人工晶状体植入术。

（二）手术适应证

当周边虹膜前粘连超过1/2圆周房角，且粘连闭合时间在6个月或以内，房角粘连分离术的疗效较好，可较有效地恢复小梁功能，控制眼压。但是，房角粘连闭合时间较长也不是此手术方式的禁忌证。房角无慢性炎症及内皮化时，房角粘连分离术的疗效较好。

房角粘连分离术的手术禁忌证包括继发于眼内肿物或虹膜红变的房角关闭，时间较长的原发性慢性闭角型青光眼，慢性前葡萄膜炎合并房角内皮化及非获得性房角异常。

（三）术前准备

（1）术前需用前房角镜仔细检查前房角，对于小儿，需在全身麻醉下仔细检查前房角，以了解周边虹膜前粘连的位置和范围。

房角粘连分离术可住表面麻醉、局部麻醉或全身麻醉情况下完成。

（2）术前需停用散瞳药。

（3）术前可局部用盐酸阿拉可乐定眼液预防术中出血。

（4）术前局部疢用缩瞳药缩瞳、增加虹膜张力

（四）手术方法

1.固定眼球

上、下直肌牵引缝线固定眼球。

2.手术切口

在拟行房角粘连分离部位的对侧作透明角膜切口。切口隧道应足够长，可保证切口不漏水，也可保证按压切口后唇时房水可从前房或后房顺切口流出。若房角粘连范围较广泛，可作多个手术切口。

3.放出前房及后房的房水

轻压切口后唇，放出前房及后房的房水。可用斜视钩按压角膜缘，使房水从后房流入前房。放干净房水的目的是使黏弹剂更好的充填前房，使前房足够深。

4.前房注入黏弹剂

加深前房。

5.房角粘连分离

在显微镜下行房角粘连分离术，术中应用消毒好的直接房角镜观察房角情况可用钩、针头或房角切开刀进行手术。看清房角结构后，在房角粘连与房角开放的交界点开始，顺着小梁网的弧度用刀尖划开周边虹膜粘连的部位，反复以上步骤，使房角粘连分离较确切。术中需注意进刀深度，勿导致睫状体分离。

6.清除前房内黏弹剂

用平衡盐溶液抽吸置换前房内黏弹剂。

7.缩瞳

前房内注入缩瞳剂，维持虹膜张力，减少虹膜向房角堆积。

8.关闭角膜切口

透明角膜隧道切口一般可自闭，若有漏水，可用10-0尼龙线间断或8字缝合一针。

（五）术后处理

（1）术后早期需观察眼内炎症反应情况、前房积血情况及眼压，若术后早期眼压仍高，则可能前房仍有黏弹剂，可用全身脱水剂降低降压。

（2）术后用药包括局部抗生素及激素治疗，术后眼压高可酌情加用降眼压药物。

（六）手术并发症及处理

1.前房积血

术后少量前房积血一般可自行吸收。注意前房积血尽量勿下沉在房角粘连分离的部位。

2.眼压控制不良

对于长期房角粘连的病例，房角粘连分离可能尤法恢复长期粘连关闭的小梁网的功能，术后如眼压仍高，需酌情加用降眼压药物治疗。

四、睫状体分离术

睫状体分离术是一种内滤过手术，尤其适用于无晶状体眼或联合白内障摘出术的患眼。

由于本手术效果不确定（尤其对年轻患者）、术后常见并发症（前房积血、角膜后弹力层脱离及低眼压等）以及改良的小梁切除术及引流管手术的出现提高了手术安全性及时靠性，本手术趋于少用或仅作为联合手术的一个组成部分。

（一）手术原理

手术是使睫状体从巩膜突处分开，使前房和脉络膜上腔形成直接的通道，通过增加房水从脉络膜上腔流出的通道时降低眼压；也有人认为是通过减少房水的生成（由于睫状体的解剖位置发生改变），而降低眼压成功的睫状体分离术可能包括这两方面的机制。

（二）手术适应证

（1）玻璃体前界膜尚完整的无晶状体性青光眼。

（2）由虹膜前粘连（炎症应基本消退）或无虹膜所致的继发性青光眼。

（3）眼压不十分高或合并有高度近视、玻璃体液化的开角型青光眼。

（4）虹膜有明显萎缩或新生血管（前房角无新生血管）、手术不宜涉及虹膜的青光眼患者。

（5）作为其他手术不能完全控制眼压时的补充手术。

（三）手术方法

1.固定眼球

在角膜缘作牵引线或利用直肌牵引线固定眼球。

2.切口

切口位置可在任何象限，但为了方便暴露，避免损伤睫状后长动脉，容易保留分离区的腔隙开放及减少出血在腔隙内积聚的危险，通常多选在颞上象限，其次是颞下象限。

离角膜缘6～8mm平行角膜缘剪开结膜及眼球筋膜囊，长8～10mm，沿巩膜面分离结膜至接近角膜缘处，然后在角膜缘后3.5mm作一平行角膜缘的巩膜切口，长约3mm，切宜略向前倾斜巩膜切开后应预置一针缝线。

3.分离睫状体

助手利用巩膜缝线提起切口前唇，术者用睫状体分离器或较窄的虹膜复位器自切口伸入，在巩膜与睫状体之间进行分离。分离的方法以分次由后向前作放射形分离，也可以把分离器先推向一侧，然后再转向前房作横向分离。分离的宽度为睫状体的90°～120°。

4.冲洗

为了防止分离腔内积血影响手术效果，分离完毕后，可用冲洗针头由切口进入原分离道内进行冲洗并恢复前房深度。拔针后，即结扎切口缝线。

5.结膜缝合

用8-0可吸收缝线或5-0丝线连续缝合球结膜切口。

（四）术后处理

术后涂抗生素眼药膏及单眼包封。嘱患者卧向非手术侧，以防血液积聚在分离腔隙内。通常术后3日内使用缩瞳剂，但也可每日滴托吡卡胺或去氧肾上腺素，使瞳孔运动，以防发生虹膜后粘连。若有明显虹膜炎，可用2%后马托品液散瞳。1周后可小心检查前房角有无裂隙形成。

（五）手术并发症及处理

1.出血

是最常见的并发症。巩膜切口宜靠前，以便避开睫状前动脉，分离时器械要紧贴巩膜内表面，以避免穿破睫状体。发生出血时可用平衡盐溶液冲洗，或在前房内注入大的空气泡或黏弹剂，可促使出血停止，并防止血液在前房或分离腔隙内凝固。

2.分离器位置不当造成周围组织损伤

（1）前房角如有周边虹膜前粘连时，器械未能分开粘连部分，或器械进入前房太前及插入角膜后弹力层和实质层之间，则会发生后弹力层撕脱，甚至持续性角膜水肿。

（2）如分离器械进入的位置太后，且未贴紧巩膜，可撕裂睫状体或虹膜，损伤晶状体或穿破玻璃体前界膜，引起玻璃体丢失。

3.虹膜睫状体炎

手术时如损伤虹膜、睫状体等，术后可发生炎症，并由此导致虹膜后粘连。故术后除用糖皮质激素控制炎症外，应注意在早期使用缩瞳剂的同时，适当交替使用短效散瞳剂，使虹膜活动，避免出现后粘连。

4.低眼压

是常见的术后并发症，往往伴有视力下降。其原因是房水生成受到抑制，随后眼压通常会逐渐回升。如眼压未回升，可用穿透性睫状体透热术或睫状体冷凝术关闭裂口，但效果不肯定。此时，可用氩激光照射睫状体分离的裂口可使其关闭。所用的激光参数为时间0.2秒，光斑100μm，功率500~600mW，接近50次照射可获成功。也可用缝线闭合睫状体分离口。

5.眼压控制不良

通常是由于睫状体分离裂口关闭所致。这可能是由于严重出血、炎症或手术中分离裂口不够大所致。应用缩瞳剂使睫状体收缩，可促使睫状体分离裂口开放并可减少这一并发症。

6.晶状体混浊

术后发生白内障也较多见。它同年龄及术前晶状体状态有密切关系，年龄大及术前已有晶状体混浊者，术后晶状体混浊多数加重。术前晶状体透明者，术后亦可发生晶状体混浊，可能与房水生成受抑制或房水成分改变有关。对术后发生的白内障以后可手术摘出者，摘出时切口位置宜离开原手术分离区。

（六）手术要点及注意事项

（1）作巩膜切口时，所有巩膜切口内的纤维均须切断，以便有利于睫状体分离器进入，但开时勿损伤睫状体。

（2）分离睫状体时需注意下面几点

①切口处先彻底止血，并把出血拭净。

②插入分离器械时，必须确认是在睫状体与巩膜之间。

③分离器械要紧贴巩膜壁内面前进，如果预计分离器械的尖端进入深度应已到达前房，但在相位的前房角处仍看不到器械的前端，即表示器械不是在睫状体与巩膜间进行，而是穿到睫状体后面，对此应退出分离器械并另行插入，不要盲目进行分离操作。

④当分离器械前端进入前房后，不要再前进，以免损伤角膜内皮及后弹力层。在进行横向分离时，当分离器械的尖端出现在前房时，要先适当使分离器械略后退，然后再作横向分离操作。

第七节　激光周边虹膜切开术

激光周边虹膜切开术（LPI）是青光眼激光手术治疗的重要部分，如前所述，原发性闭角型青光眼是我国最主要的青光眼类型，对原发性闭角型青光眼，只要做出准确的早期诊断，施以激光周边虹膜切开术或常规的周边虹膜切除手术，可以预防绝大部分患者病情的进一步发展。从青光眼临床实践来看，对于原发性闭角型青光眼早期病例，尤其是可疑前房角关闭和原发性前房角关闭，没有持续性高眼压和视神经损害的患者，激光周边虹膜切开术的疗效确定、有效。现结合作者的经验以及文献资料，就其适应证和禁忌证、术前准备和病例选择、仪器要求、激光治疗参数、操作技术、术中和术后并发症等做一一叙述。

一、适应证

（1）原发性急性闭角型青光眼：临床前期、缓解期或间歇期，前房角粘连闭合＜1/2。

（2）原发性慢性闭角型青光眼：临床前期和早期，但前房角粘连＜1/2，无视野损害，无持续性高眼压和视神经损害。

（3）未穿透的外科周边虹膜切除术后（色素上皮层残留）。

（4）有瞳孔阻滞因素的窄角型原发性开角型青光眼和混合型青光眼。

（5）白内障术后瞳孔阻滞。

（6）先天性小眼球。

（7）另眼有恶性青光眼史的原发性闭角型青光眼。

（8）绝对性瞳孔阻滞：如葡萄膜炎、瞳孔闭锁所导致的继发性青光眼。

（9）可疑前房角关闭者，具备解剖学上的浅前房和窄前房角，闭角型青光眼激发试验阳性。

（10）晶状体位置异常所导致的前房角关闭，如外伤晶状体半脱位所导致的继发性闭角型青光眼。

（11）高褶虹膜综合征的早期患者，选择激光周边虹膜切开术同时联合激光周边虹膜成形术。

二、禁忌证

（一）相对禁忌证

（1）角膜明显水肿及混浊。

（2）前房极浅，尤其是周边前房或前房消失者（无前房）。

（二）绝对禁忌证

（1）前房消失及前房角完全闭合者。

（2）非原发闭角型青光眼病因所导致的前房角粘连闭合者，如葡萄膜炎所致的前房角周边粘连者等、新生血管性青光眼者、虹膜角膜内皮综合征（ICE综合征）。

三、病例选择

从理论上讲，凡是适合做周边虹膜切除术的患者均宜进行激光虹膜切开术。但是，由于激光治疗对患者的眼部光学系统具有特殊要求，尤其是角膜的清晰程度要满足激光治疗的要求，以确保激光束能准确聚焦于击射部位，因此并非所有能作青光眼周边虹膜切除术的患者均能施以激光治疗，故选择病例时，要注意以下条件：

（1）患者的角膜，尤其是周边角膜应无明显混浊。

（2）患者要能与医生很好配合，有良好的固视，无明显眼球震颤妨碍准确光束聚焦者。

（3）具备手术适应证而年老体弱或其他原因无法耐受眼科手术者，更应选择激光周边虹膜切开术。

（4）对于1/4～1/2前房角关闭者，特别是对于下方前房角开放者，激光周边虹膜切开术所产生的色素脱落沉积于下方开放的前房角小梁网上，可影响小梁网功能，引起术后眼压升高，因此对于该类情况行手术周边虹膜切除术可能比激光周边虹膜切开更为合适。

四、术前药物应用

（1）术前30分钟滴入1%～2%毛果芸香碱滴眼液，可以缩小瞳孔拉紧虹膜，周边虹膜变薄，增宽周边虹膜和角膜内皮间的空隙，有利于虹膜切开和减少激光能量。

（2）激光周边虹膜切开病例，多有术后短暂性眼压升高，可在术前1小时滴入0.5%噻吗洛尔滴眼液或其他减少房水生成的药物，有助于减少术后眼压升高的机会。

五、治疗位置的选择

激光治疗位置的选择依患者的角膜情况、虹膜形态、采用的激光仪而定但手术位置的选择一般原则为：

（1）选择有虹膜隐窝、淡色素区、萎缩区等虹膜较薄处。

（2）常选择在11点或1点方位，最好在鼻上方，以尽量减少激光对后极部损伤的危险。

（3）射击部位尽量取虹膜周边部，可减少晶状体的损伤及术后切除口与晶状体的粘连。

（4）若有角膜老年环阻挡，可酌情把射击位置向中周部虹膜偏移。

（5）避免在12点处射击，因术中形成的气泡会在此处停留，妨碍手术进行。

（6）不宜选在睑裂部的虹膜作射击，因术后会有双瞳、虚影的感觉。

六、操作技术

（一）表面麻醉

滴用0.5%的爱尔卡因、0.04%奥布卡因或0.5%丁卡因；使用Abraham接触镜通过Abraham接触镜的特置聚焦镜将引导的瞄准光准确地聚焦于所需击穿的位置。

（二）氩激光周边虹膜切开术

虹膜颜色（色素密度）是影响氩激光穿透虹膜的最主要因素，浅棕色虹膜最容易穿透。选用的激光参数：时间0.1～0.2秒，功率800～1450mW，光斑50μm，30～50次深棕色虹膜难于穿透，射击时常出现焦黑、板硬感。中国人的虹膜形态多为深棕色虹膜，基质较厚，单用氩激光难以完全穿透和造孔。

（三）Nd：YAG激光周边虹膜切开术

有Q调或锁模的Nd：YAG激光，多脉冲的用2~6mJ，单脉冲的用4～8mJ。由于Nd：YAG激光有震荡波的推移作用，所以用氦-氖激光作为瞄准光时要聚焦于虹膜基质深部而不是虹膜表面，这样才能把虹膜击穿。Nd：YAG激光为1064nm的不可见的光束，两组激光同轴，故氦-氖激光的焦点也就是Nd：YAG激光的焦点。要高度警惕切忌在扩大虹膜切口时误把晶状体前囊切破，在一旦形成虹膜孔洞时，原则上应停止继续射击，避免损伤晶状体如要切断虹膜孔洞间或边缘的残余纤维条索，则要采用低能量的多个射击，减少冲击损害。Nd：YAG激光的主要优点是术后虹膜孔洞再闭合的发生率低单用Nd：YAG激光虹膜切开应尽量选择在有虹膜隐窝处造孔，较容易穿透和成功造孔，缺点之一是术中容易出现虹膜出血，如虹膜出血影响继续操作，应暂停治疗，待出血吸收后再完成治疗。

（四）氩激光联合Nd：YAG激光联合周边虹膜切除术

先用低能量、大光斑的氩激光在虹膜面做深达2/3～3/4基质层的分层射击（0.1~0.2秒，800～1450mW，50μm），后用Nd：YAG激光做穿透性射击（2～8mJ）。这种联合术式的效果较为理想，最适宜于黄种人深棕色虹膜，据中山眼科中心的临床实践证明，虹膜透切率达100.0%，一次透切成功率为95.0%，术中术后并发症的发生率明显较单独术式低。联合术式的特点是既利用了氩激光的光凝作用，又利用了Nd：YAG激光的光切作用，先用氩激光烧灼使虹膜变薄，再用低能量的Nd：YAG激光穿透造孔，这样既克服了单用氩激光难于穿透、远期孔洞闭合多的缺点，又避免了单用Nd：YAG激光易引起术中出血，造孔不够大，过多色素和组织碎片播散沉积等缺点。对于特别厚及特别致密的虹膜，治疗后色素大量脱落，可能引起难以逆转的眼压升高，不需强求一次切穿或成孔，可分次激光成孔。

七、虹膜全层击穿的标志

（1）全层穿透时，可见到虹膜后面的色素上皮层的色素随后房水呈蘑菇云样拥入前房。

（2）虹膜孔洞处可接窥见晶状体前囊。

（3）虹膜膨降缓解，周边前房加深。

八、眼压变化

激光虹膜切除术后1小时，眼压升高最为明显，最高者可达60mmHg（8kPa）以上。绝大部分患者24小时后眼压恢复至正常值范围。作者曾观察65只眼的眼压波动情况，结果见表8-2。

表8-2　激光虹膜切除术后眼压波动情况

用药情况	治疗前平均眼压（mmHg）	治疗后平均眼压（mmHg）				
		1小时	2小时	3小时	24小时	48小时
未滴药（22）	16.80	26.12	20.54	20.31	14.30	13.33
滴药（43）	16.97	20.76	21.12	18.37	15.17	15.96

从表8-2看出术前滴1%~2%匹罗卡品眼药水1~2滴，治疗后1小时平均眼压较未用药者低水前滴用1%～2%匹罗片品眼液可有效地防止眼压升高。术后1~2小时内应观察术眼眼压变化并给予相应处理。

九、术后处理

（1）术G1~2小时及术后24～48小时内要监测眼压，对急性眼压升高者应使用局部和全身抑制房水生成药物，个别使用局部和全身抑制房水生成药物后眼压仍无法控制者，可行前房冲洗术。

（2）控制和消除炎症，局部滴用皮质类固醇或非甾体类消炎滴眼液5~7天，每天4次。

（3）术前如需使用抗青光眼药物降低眼压者，术后应继续使用抗青光眼药物，为了减少术后的虹膜后粘连，不宜继续长时间使用毛果芸香碱（尤其为高浓度）。

（4）术后1~2个月进行前房角镜检查和UBM检查，明确激光周边虹膜切开术的疗效（周边前房是否加深，前房角是否加宽）并注意孔洞有无关闭，对周边前房和前房角无加宽，且有周边虹膜堆积者，应注意为高褶虹膜综合征，必要时可再进行激光周边虹膜成形术。

十、并发症

（一）近期并发症

1.虹膜

虹膜出血。

2.瞳孔

变形移位。

3.角膜

高能量直接导致角膜内皮损伤。

4.晶状体

晶状体前囊混浊。

5.眼压升高

中晚期PACG患者以及广泛前房角粘连患者较容易发生。

6.前房

前葡萄膜炎症。

7.视网膜

光损伤。

（二）远期并发症

（1）周切孔闭塞。

（2）白内障加重。

（3）远期眼压升高，其原因主要是：

①术前诊断不明确，适应证掌握不严格，尤其是前房角粘连已超过1/2者。

②激光周边虹膜切开术仅能解除瞳孔阻滞，如患者的前房角关闭为非瞳孔阻滞或混合有非瞳孔阻滞因素，术后仍会有进行性前房角粘连闭合者。

③虹膜组织裂解进入房水，沉积并为小梁内皮细胞所吞噬，进一步引起小梁组织的病理改变而导致眼压升高。

④激光的热凝固效应及其效应诱发的炎症，尤其是炎症介质所致小梁网的炎性过程而导致眼压升高。

⑤激光虹膜切开后，色素含量多的患者会有大量色素沉积在虹膜面或小梁网上，既造成虹膜后粘连，又能引起瞳孔阻滞及小梁网功能失调而导致眼压升高。

参考文献

[1]李上.新编眼科常见病防治学[M].郑州：郑州大学出版社,2012.

[2]苏莉.精编眼科疾病诊疗学[M].西安：西安交通大学出版社,2015.

[3]白玉星.眼科疾病临床诊疗技术[M].北京：中国医药科技出版社,2017.

[4]刘院斌.眼科基础及诊疗实践[M].西安：西安交通大学出版社,2015.

[5]王少鹏.临床眼科疾病诊断与治疗[M].北京：科学技术文献出版社,2014.

[6]王文芳.临床眼科病诊疗新进展[M].西安：西安交通大学出版社,2014.

[7]高春玲.现代眼科疾病诊断治疗学[M].北京：科学技术文献出版社,2013.

[8]（德）弗朗茨·格兰，（德）罗伯特·斯坦铂主编；赵平主译.眼科精粹系列丛书青光眼[M].沈阳：辽宁科学技术出版社,2016.

[9]RobertN.Weinreb，JonathanG.Crowston.青光眼手术开角型青光眼[M].北京：人民卫生出版社,2016.

[10]张秀兰，王宁利.图解青光眼手术操作与技巧[M].北京：人民卫生出版社,2016.

[11]韦瑞博（RobertN.Weinreb）主编；王宁利译.青光眼进展[M].北京：人民卫生出版社,2016.

[12]韦瑞博.房角关闭及闭角型青光眼[M].北京：人民卫生出版社,2016.

[13]（德）托马斯·库能（ThomasKohnen），（德）道格拉斯·科赫（DouglasD.Koch）主编.白内障和屈光手术[M].沈阳：辽宁科学技术出版社,2016.

[14]邹玉平.白内障基础与临床[M].北京：人民军医出版社,2014.

[15]（美）玛丽莲·梦露.白内障手术学第3版[M].北京：人民军医出版社,2012.

[16]（德）库能，（德）科赫主编；刘虎等译.白内障和屈光手术[M].沈阳：辽宁科学技术出版社,2009.

[17]李苑.红眼病防治手册[M].北京：科技文献出版社,2008.

[18]（美）拉普阿诺.角膜病[M].天津：天津科技翻译出版有限公司,2014.

[19]（德）莱因哈德，（英）弗拉金.角膜病最新诊疗技术与应用[M].天津：天津科技翻译出版有限公司,2014.

[20]（美）克里斯托弗·拉普阿诺编著；陈蔚主译；史伟云主审.WILLS临床眼科彩色图谱精要角膜病第2版[M].天津科技翻译出版有限公司,2014.